# CONTENTS

I0792204


PREFAZIONE ... 3

ANSIA DA AEREO O AEROFOBIA ... 4

LA PDV È UN DISTURBO SPECIFICO O FA PARTE DI UN QUADRO ANSIOSO PIÙ GENERALE? ... 6

COSA PUÒ SCATENARE LA PDV? ... 12

ABBIAMO TUTTI PAURA DI VOLARE ? ... 14

I SINTOMI DELLA PdV ... 19

PERCHÉ AVERE PAURA PROPRIO DELL'AEREO? ... 23

COSA FARE IN PRATICA? ... 27

LA TERAPIA COMPORTAMENTALE ... 30

IL BIOFEEDBACK. COSA È, A COSA SERVE ... 32

LE TECNICHE DI RILASSAMENTO IN PRATICA ... 36

IMPARARE A RILASSARE IL CORPO, ACCOGLIENDOLO ... 39

RILASSARE LO SPIRITO ... 49

SAPETE VERAMENTE RILASSARVI? FATE LA PROVA DEL PUGNO ... 54

IL TRAINING AUTOGENO. CHE COS'È ... 57

IL TRAINING AUTOGENO ... 67

IL RILASSAMENTO PROGRESSIVO SECONDO JACOBSON ... 75

IMPARARE A USARE BENE I 5 SENSI ... 82

RIFERIMENTI BIBLIOGRAFICI ... 92

CHI SONO IO 93

BIBLIOGRAFIA 95

# PAURA DI VOLARE?

## VINCERE L'AEROFOBIA IN MODO NATURALE SUPERANDO OGNI ANSIA

**Dr. Gabriele Buracchi**
**Psicobiologo**

# PREFAZIONE

Nel corso della mia attività professionale prevalentemente svolta nel campo della nutrizione e dei cosiddetti disturbi del comportamento alimentare, ho avuto comunque la possibilità di incontrare persone con disturbi ansiosi.

Tra questi si sono rivelati di particolare interesse alcune persone che lamentavano nello specifico la paura di volare detta anche Aerofobia.

Questi pazienti sono stati quindi per me una occasione per approfondire nella teoria ed anche nella pratica queste problematiche che risultano estremamente coinvolgenti per le persone che ne sono affette ma anche per chi si trova ad interagire con loro.

Questo libro nasce proprio da queste esperienze professionali e le tecniche di cui si parla nella seconda parte del libro per aiutare le persone a risolvere questi problemi, sono state quelle che ho utilizzato di solito con successo con i miei pazienti.

Spero che questo libro possa essere utile a molti.

# ANSIA DA AEREO O AEROFOBIA

La paura dì volare (PdV) è un fenomeno molto diffuso sia tra coloro che usano abitualmente l'aeroplano come mezzo di trasporto, sia tra coloro che non hanno mai volato.

Questa paura può manifestarsi in qualsiasi momento di un volo, sia breve che lungo, di lavoro o di piacere, programmato o improvvisato, tranquillo o turbolento.

Se tutte le fasi del volo possono essere vissute con paura, alcune sono senz'altro le più temute, come il decollo e l'atterraggio.

Le condizioni meteorologiche che più frequentemente suscitano ansia, sono in primo luogo le turbolenze, seguite da temporali, nebbia e vento forte.

L'intensità della paura sperimentata può manifestarsi in diversi modi, variabili a seconda della persona.

Si può andare infatti dal semplice disagio avvertito prima o durante il volo, quindi una manifestazione ancora controllabile e che non crea particolari limitazioni, fino al terrore assoluto che impedisce di affrontare il volo.

In questo caso i disagi sono molto seri e possono andare da crisi di ansia acuta fino a veri e propri attacchi di panico [1], con possibili manifestazioni somatiche.

La PdV è spesso avvertita anche da chi non ha mai volato, bloccando la persona fin dalla semplice decisione di prendere l'aereo.

Quando si vuole stabilire l'origine e la causa dei vari disturbi psichici, ci si muove nell'ambito di diverse ipotesi.

L'ipotesi biologica e quella psicologica si sono sempre confrontate con alterne vicende; attual-mente l'ipotesi dominante integra entrambi i meccanismi ed è quindi considerata la più completa, anche se, naturalmente non tutti i disturbi psichici possono essere considerati equivalenti.

Per approfondire i disturbi d'ansia puoi leggere: ANSIA. ATTACCHI DI PANICO, FOBIE, COMPULSIONI, OSSESSIONI, DISTURBO POST TRAUMATICO DA STRESS, FAME NERVOSA. COSA SONO E COME SI GUARISCE IN MODO NATURALE [2]

# LA PDV È UN DISTURBO SPECIFICO O FA PARTE DI UN QUADRO ANSIOSO PIÙ GENERALE?

L'aerofobia - o PdV - viene classificata tra i disturbi d'ansia e rientra tra le cosiddette fobie specifiche, le forme d'ansia oggi più diffuse.

I sintomi della PdV presentano svariate sfumature che danno origine ad ampie sovrapposizioni con altri disturbi d'ansia.

Non è quindi possibile scindere la PdV dai disturbi d'ansia in generale.

È molto raro, infatti, che la PdV si presenti isolata; più spesso si trova associata ad altri tipi di fobie, soprattutto quelle per i mezzi di trasporto, per le altezze, per i luoghi chiusi.

Queste fobie specifiche si manifestano come una paura

irragionevole, senza una apparente giustificazione, marcata e persistente, di un determinato oggetto, luogo o situazione.

La persona che ne soffre di solito è pienamente consapevole della irrazionalità della sua paura, nonostante ciò ne è completamente vittima.

Spesso la persona affetta da PdV in maniera molto forte "*giustifica*" questa sua fobia con l'esigenza di un controllo razionale:

**"SALGO SU DI UN AEREO SOLO SE LO GUIDO IO':.**

Una affermazione di questo tipo evidenzia la costituzione di una realtà autoriferita, in cui tutti gli eventi vengono ricondotti a se stessi, evidenziando, come abbiamo già accennato, l'esistenza di un disturbo ansioso più generale, del quale la PdV è solo un aspetto.

## *LE FOBIE SPECIFICHE, UN DISTURBO MOLTO DIFFUSO*

La frequenza di queste particolari forme d'ansia è molto alta nella popolazione generale, con una distribuzione maggiore nell' infanzia e nell'età giovane/adulta, anche se risultano colpite tutte le fasce d'età.

Ma quanto è diffusa la paura di volare? Stando a recenti sondaggi, negli ultimi anni nel nostro Paese la percentuale delle persone che hanno utilizzato il mezzo aereo almeno una volta, è cresciuta dal 29 al 37%, con una prevalenza degli uomini rispetto alle donne (46% contro il 31%) [3],[4].

Di queste persone che hanno volato almeno una volta, il 33% ammette di avere paura, e il 10% dichiara che non volerà mai più.

Per avere una stima globale, a queste percentuali occorre aggiungere quelle relative ai *"volatori abituali"*: cioè coloro che viaggiano abitualmente o molto spesso.

Questo fatto non è di per sè segno di tranquillità rispetto al volo, dato che molti *"frequent flyiers"* provano comunque ogni volta disagio o paura.

In totale, la percentuale di persone che in un qualche modo soffrono della PdV si aggira intorno al 50% della popolazione, dati simili che si riscontrano inmolti Paesi.

Negli Stati Uniti, ad esempio, un'indagine condotta dalla Pan American nel 1975 rilevava che circa il 16% della popolazione statunitense aveva paura di volare, e che il 10% non volava affatto; cinque anni dopo, un'altra indagine condotta questa volta dalla Boeing Corporation riportava che un americano adulto su quattro provava paura o ansia nella situazione del volo; infine nel 2000 la percentuale degli americani preoccupati del volo era stimata intorno al 45%.

In Italia circa il 50% delle persone soffrono della paura di volare.

## LA PDV RIGUARDA ENTRAMBI I SESSI ANCHE SE IN MODO DIVERSO

Questi disturbi riguardano entrambi i sessi, anche se c'è una lieve prevalenza di donne rispetto agli uomini (65% contro 48%), dato che sembra contrastare con il fatto che a volare sono più uomini che donne.

L'interpretazione di questo dato deve tenere conto anche di altri aspetti, come per esempio il diverso atteggiamento dell'uomo e della donna di fronte all'idea generale della paura, fortemente legato ad elementi di tipo culturale oltre che personale.

Gli uomini, infatti, sono tendenzialmente portati a negare la paura del volo, per la quale non chiedono aiuto; compaiono pertanto nelle statistiche solo in circostanze estreme, mentre per le donne la richiesta di intervento è, in genere, più semplice da formulare.

La tendenza da parte degli uomini a non ammettere il disagio, in nessuna forma, è un dato molto noto agli psicologi.

Se osserviamo la qualità della paura ed i canali utilizzati per esprimerla nei due sessi, rileviamo come nel campione femminile emergano contenuti più direttamente collegati ad un allarme psicologico generalizzato, ovvero ad una ansia generalizzata, legata alla paura del disastro e della morte (attentato, dirottamento, mal funzionamento del carrello o dei motori, incidente); gli uomini, diversamente, tendono ad esprimersi di più attraverso disagi di tipo somatico, disagi che si manifestano come paura dell'atterraggio o del decollo, in quanto fasi del volo in cui le variazioni di pressione nella carlinga determinano malesseri quali nausea, vertigini, cefalea.

Naturalmente, si verifica anche paura delle turbolenze per i medesimi motivi, paura di sentirsi male in pubblico e quindi vergogna, paura di sentirsi male durante il volo e di non poter ricevere soccorsi.

Uomini e donne si equiparano nell'espressione di timori di tipo claustro/agorafobico, quali la sensazione di essere in trappola, di essere in balia di qualcuno che non si conosce e di non poter scendere quando si vuole.

## L'ETÀ DI INSORGENZA È VARIABILE

Non è possibile stabilire un'età precisa di esordio della PdV, essendo questa molto variabile.

Alcune persone ricordano di avere "*sempre*" avuto paura di volare, mentre altre personedicono che dopo un primo periodo di voli senza problemi hanno iniziato ad aver "*gradualmente*" sempre più paura, altre ancora riferiscono *"improvvisi"* esordi, talvolta anche se non sempre, in seguito a traumi di volo.

Altri infine fanno risalire l'origine del fenomeno proprio all'avanzare dell'età, all'aumento di consapevolezza che questa porta con sé, all'aumento dei pensieri legati alla morte.

L'età media, compresa tra i 40 e i 50 anni, sembra invece essere quella più colpita, e comunque quella in cui la maggior parte dei soggetti decide, per motivi diversi ma evidentemente attinenti a quest'epoca della vita, di affrontare concretamente il problema.

# COSA PUÒ SCATENARE LA PDV?

Può presentarsi in qualsiasi momento della vita, a volte improvvisamente, più spesso gradualmente. In alcuni casi è possibile rintracciare, nella storia della persona, avvenimenti a cui può essere fatta risalire l'insorgenza del sintomo, o a cui, se non altro, il soggetto stesso fa riferimento come causa o evento scatenante la paura.

Nel caso di un'insorgenza improvvisa, spesso esiste un evento *"traumatico"* che viene eletto ad evento scatenante unico e assoluto. In realtà, come in ogni altro caso di esordio più o meno improvviso di una sintomatologia fobica, la causa non è mai rintracciabile in un'unica situazione o evento: più spesso si assiste ad una complessa catena di circostanze che, intrecciandosi con la personalità del soggetto e con le sue esperienze emozionali, si evolvono nel tempo fino a condurre, spesso attraverso un evento particolare che funge da elemento scatenante, alla manifestazione del disagio.

Tali circostanze possono essere le più varie, e possono avere per il soggetto un particolare significato legato di volta in volta alle sue prime esperienze di relazioni interpersonali, alle sue attuali relazioni affettive più significative, alle dinamiche interne a queste relazioni, ivi compreso il senso personale attribuito all'idea di legame, di separazione e di perdita.

L'insieme di questi significati può trovare, attraverso diversi percorsi, un contenitore comune nell'oggetto-aereo, che per le sue caratteristiche peculiari di essere strumento rapido di allontanamento, di separazione e distacco, ben si presta a raccogliere le angosce di morte, simbolo estremo di separazione senza ritorno.

# ABBIAMO TUTTI PAURA DI VOLARE ?

Esiste una paura *"normale"* dell'aereo, che tutti provano, più o meno consciamente, e che può essere considerata come il segnale di una particolare attivazione (in inglese arousal) del nostro organismo in vista di un compito impegnativo (= novità, pericolo, ecc.).

La manifestazione esteriore di una tale paura è individuale, e può oscillare tra una negazione totale -"non ho affatto paura"- alla messa in atto di tecniche per distrarsi, come leggere, chiacchierare con i vicini o con i membri dell'equipaggio, dormire, bere alcolici, ecc.

Sicuramente, l'abitudine a volare incide molto positivamente su questo livello di paura, in quanto ridimensiona l'elemento *"novità"*; non sempre, però, è sufficiente, dato che in alcuni casi la PdV compare in persone che avevano già volato in precedenza.

Ad ogni modo, finché rimane in questi termini, questo genere di paura non produce alcuna reazione di evitamento, e quindi non limita o danneggia in maniera percepibile la vita del soggetto, il quale riesce a far fronte a questa difficoltà e a rispettare i propri impegni senza particolare sforzo.

Questa paura può essere considerata "*sana*" e quindi non richiede alcun intervento terapeutico.

Come si fa a determinare quando la paura non è più" sana" ma comincia a sconfinare nella patologia?

Naturalmente non è facile stabilire un confine tra queste due situazioni.

L'unico discrimine è costituito dagli effetti che produce sulla vita, sulle attività e sulla "*libertà*" dell'individuo.

Possiamo dire che la PdV sconfina nella patologia, in quella che potremmo chiamare appunto aerofobia, proprio quando il livello di timore è tale da provocare intense reazioni di ansia al momento di prendere l'aereo, o addirittura prima, al solo pensiero di organizzare il viaggio o man mano che la data della partenza si avvicina.

A questo livello di reazione ansiosa, può ancora essere possibile un tentativo di controllo da parte del soggetto, che cercherà di superare la paura escogitando varie cose, come farsi accompagnare da una persona di fiducia, prendere tranquillanti prima e/o durante il volo, chiedere al personale di bordo di visitare la cabina di pilotaggio.

Anche se tramite questi *"trucchi"* la persona riesce ad effettuare il viaggio, è evidente come questi stessi *"trucchi"* finiscano con il condizionare negativamente la vita della persona ed andrebbero comunque considerati per quello che sono: il segnale della necessità di ricorrere ad una consultazione specialistica.

Ma l'elemento che contraddistingue e caratterizza in maniera fondamentale la vera PdV, tanto da farci parlare specificatamente di aerofobia propriamente detta, distinguendo questa dalla *"semplice"* paura e dall'ansia è l'evitamento.

La persona è talmente preda dell'angoscia dovuta al volo ed allo stesso pensiero di volare, che tende ad evitare qualsiasi situazione che vagamente lo riguardi.

Verranno così evitate non solo le agenzie di viaggio e gli aeroporti (ovviamente), ma anche la stessa progettazione dì viaggi di lavoro, vacanze, ecc.

Se nello stadio precedente la qualità della vita del soggetto è già fortemente compromessa, dato che tutto ciò che prevede viaggi aerei viene vissuto con angoscia ed i tentativi per superarla finiscono con il provocare uno stress notevole, quando sopraggiunge l'evitamento, si assiste ad un restringimento drammatico dei margini di autonomia personale che, seppure spesso negati dal soggetto stesso che magari sostiene di poterne fare benissimo a meno e comunque di non avere nessun particolare problema con l'aereo, alla lunga tendono ad esprimersi in termini di disagio, una sorta di handicap.

Con la comparsa dell'evitamento e di conseguenza con il restringersi dell'autonomia del soggetto, iniziano le ripercussioni, a volte anche pesanti, sulla sua vita di relazione e professionale.

A questo punto il problema aerofobia necessita di un trattamento psicologico.

In questa fase, la scelta di affrontare il problema e le modalità con cui questo viene affrontato sono molto legati alla vita personale di ciascuno, ed in particolare ad eventi di vita rispetto ai quali si rende necessario un cambiamento per cui la limitazione diventa intollerabile o fortemente pericolosa per l'equilibrio interno, affettivo e/o professionale del soggetto. Indipendentemente dal sesso, comunque, le persone che ne soffrono sperimentano un disagio molto profondo, sia per l'intensità dell'ansia, che può arrivare sino al panico acuto e che comunque fa vivere in una situazione di penoso allarme tutta la loro giornata, sia per il completo stravolgimento della vita che questa condizione provoca. Per sfuggire alle paure, infatti, le persone affette da queste fobie specifiche fanno percorsi contorti e complicati per evitare l'oggetto, il luogo o la situazione che possono far scattare la loro paura.

Può capitare loro di dover spesso cambiare lavoro per non essere costretti a prendere un ascensore, o la metropolitana o, appunto l'aereo.

Per gli stessi motivi le loro relazioni sociali sono fortemente penalizzate.

I rapporti familiari possono subire conseguenze negative a causa della mancanza di autonomia di questi soggetti e dell'estrema dipendenza che sviluppano nei confronti di alcuni loro familiari che, in molti casi, vengono coinvolti in queste paure come "*accompagnatori*".

Le situazioni fobiche vengono sopportate con grave disagio e fatica ed interferiscono significativamente con la normale routine quotidiana.

Più frequentemente, però, l'ansia viene generata non soltanto dal contatto con lo stimolo fobico ma anche al solo pensiero di un eventuale contatto con tale stimolo (ansia anticipatoria).

Per questo le situazioni e/o gli oggetti temuti vengono evitati.

La reazione di evitamento genera a sua volta una drastica limitazione nella vita personale, professionale e di relazione del soggetto.

# I SINTOMI DELLA PDV

I sintomi più frequenti della PdV sono quelli somatici e quelli psichici singolarmente o in associazione tra loro.

I sintomi somatici interessano i vari apparati:

-**cardiovascolare** (tachicardia, vasocostrizione periferica: sensazione di freddo alle estremità, (brividi);

-**respiratorio** (tachipnea: respiro corto, superficiale e frequente, sensazione di mancanza d'aria, senso di oppressione toracica);

-**ghiandolare** (aumento della sudorazione);

-**gastrointestinale** (nausea, vomito, senso di gonfiore e pesantezza addominale, eruttazioni, crampi addominali, sensazione di *"farfalle nello stomaco"*: diarrea);

-**urogenitale** (aumento dello stimolo alla minzione e della diuresi);

-**muscolare** (senso di tensione e dolore muscolare, cefalea "a casco", rigidità e dolori alla regione cervicale, crampi addominali).

I sintomi psichici includono una sensazione generale di attesa penosa, la paura di impazzire o di morire, la paura di perdere il controllo.

Nella PdV tutti questi sintomi possono presentarsi, in diversi gradi di gravità (dalla crisi acuta ad una sensazione costante di disagio), sia nel momento in cui il soggetto si trova nella situazione-stimolo (come per esempio in aeroporto, al momento del check-in, al momento di allacciare le cinture, poco prima che il portellone dell'aereo venga chiuso, durante il decollo, in volo al sopraggiungere di turbolenze), sia addirittura diverso tempo prima del viaggio programmato, in alcuni casi anche un mese prima, sia alla sola evocazione di pensieri o immagini mentali che riguardino aerei, volo, altezze, viaggi.

Naturalmente i sintomi si presentano con delle differenze individuali.

La crisi si manifesta solo quando il soggetto entra in contatto con l'oggetto specifico della sua paura, paura legata a quello che il soggetto pensa che possa derivare da quel contatto.

Non è necessario che il contatto sia reale, effettivo.

In alcune situazioni basta solamente pensare o sentir parlare di aerei perché si scateni una crisi di intensità simile a quella suscitata dal contatto concreto.

La paura di volare ha certamente molte cause in parte legate a fattori ed esperienze soggettive.

Nel complesso, comunque, esistono alcuni elementi più

o meno comuni a tutti coloro che soffrono della PdV, così come esiste una stretta affinità con i più noti e diffusi disturbi d'ansia, classificati dalla Psicologia Clinica.

Se, infatti, osserviamo alcuni dei criteri previsti dal DSM IV (Diagnostic and Statistic Manual, il manuale diagnostico e statistico edito dalla Associazione Americana di Psichiatria, cui si fa generalmente riferimento per la classificazione dei disturbi psicologici) per la Fobia Specifica, troviamo i seguenti sintomi:

**A-** Paura marcata e persistente, eccessiva o irragionevole, provocata dalla presenza o dall'attesa di un oggetto o situazione specifica (per es., volare, altezze, animali, ricevere un'iniezione, vedere il sangue).

**B-** L'esposizione allo stimolo fobico quassi invariabilmente provoca una risposta ansiosa immediata, che può prendere forma di un attacco di panico.

Specifichiamo che nei bambini l'ansia può essere espressa piangendo, con scoppi di ira, con l'irrigidimento, o con l'aggrapparsi a qualcuno.

**C-** La persona riconosce che la paura è eccessiva o irragionevole. Nei bambini questa caratteristica può essere assente.

**D-** La situazione fobica viene evitata oppure sopportata con intensa ansia o disagio.

**E-** L'evitamento, l'ansia anticipatoria o il disagio nella situazione temuta interferiscono in modo significativo con la normale routine della persona, con il funzionamento lavorativo (o scolastico), o con le attività o le relazioni sociali, oppure è presente un disagio marcato per il fatto di avere la fobia.

Il criterio A già prevede, tra le situazioni specifiche, proprio il volo.

Nella stragrande maggioranza dei casi in cui si verifica la PdV, l'aereo viene percepito e temuto come un luogo particolarmente ristretto, chiuso, sovraffollato, nel quale lo spazio individuale è angusto.

A questa componente che potremmo definire come claustrofobica (sempre seguendo i criteri del DSM IV) si aggiunge, per quanto paradossale possa apparire da un punto di vista strettamente razionale, la sensazione da parte del soggetto di sentirsi proiettato in uno spazio vuoto, completamente aperto, in cui non si individuano punti di riferimento o con-fini e che ricorda da vicino l'agorafobia.

Ci troviamo quindi sempre nell'ambito di disturbi della sfera ansiosa.

# PERCHÉ AVERE PAURA PROPRIO DELL'AEREO?

Diciamo subito che questo non è sempre vero. È stato già detto che, tra le fobie specifiche, vengono considerate separatamente le fobie per i mezzi di trasporto e l'aerofobia o PdV.

Nella realtà clinica, però, si osserva frequentemente la presenza contemporanea, in uno stesso soggetto, della paura dell'aereo e di quella per un altro mezzo di trasporto, o anche più di uno.

Se però osserviamo attentamente la qualità dei sintomi e la tipologia della paura nell'una e nell'altra situazione, possiamo constatare la presenza di molte analogie ed aree di sovrapposizione, cosa che ci porta a supporre che ci troviamo di fronte a paure simili che di volta in volta assumono forme differenti.

Ad esempio, la paura della nave condivide con quella dell'aereo sia il timore degli spazi molto vasti o senza confini (come possono essere il mare aperto e il cielo), sia l'idea di essere intrappolati e di non poter scendere quando si vuole.

La paura dell'automobile presenta diverse analogie con l'aerofobia, come il timore della velocità, la sensazione di essere in balia di altri e di non avere controllo sulla situazione (paura di andare in macchina con altri), il timore di un incidente, la paura di essere intrappolato (paura di guidare nel traffico o nelle gallerie) o di non poter cambiare strada quando si vuole (paura di guidare in autostrada), la paura delle altezze (paura di guidare sui viadotti o sulle strade di montagna a tornanti).

Anche nei viaggi in treno si verifica la paura di non avere controllo sul mezzo e il senso di essere intrappolati.

Questo si verifica più facilmente sui treni moderni, come gli EuroStar in quanto percorrono tratti molto lunghi e hanno i finestrini sigillati.

Si ha il timore della velocità e delle sensazioni fisiche sgradevoli derivanti dalle oscillazioni del treno, dei disastri, dell'altezza dei viadotti e del buio delle gallerie.

Anche la metropolitana può scatenare il timore claustrofobico della folla e dell'essere sottoterra. Prendendo l' autobus il timore principale riguarda l'affollamento, la cadenza tra le fermate e il traffico, tutte situazioni nelle quali la persona si sente intrappolata e senza possibilità di fuga. Caratteristica comune a tutti i mezzi di trasporto è di allontanare, più o meno rapidamente, coloro che li utilizzano.

Questo aspetto che è, ovviamente, la finalità istituzionale dei mezzi di trasporto, per alcune persone può assumere il significato di allontanamento e separazione, con tutto ciò che ne consegue per chi vive la separazione come evento pericoloso in se stesso e, di conseguenza, generatore di forte ansia.

Un'altra caratteristica comune tra la paura dell'aereo a quella per altri mezzi di trasporto, è il timore di poter star male in una situazione pubblica, nella quale non vi è né la possibilità di fuggire ai primi segni di malessere (e quindi cercare riparo o nascondiglio), né quella di poter essere soccorsi adeguatamente, dato che i mezzi di trasporto non vengono pensati come luoghi in cui si possa essere soccorsi in modo pronto ed efficace.

In alcune persone al sentimento di vergogna si associa la paura di perdere il controllo di sé in maniera plateale, di fronte ad estranei immaginati come indifferenti o, peggio, mal giudicanti.

## PERCHÉ L'AEREO SUSCITA TANTI TIMORI?

Senza dubbio, il fatto che l'aereo si stacca da terra, resta sospeso e si muove nel vuoto, ovverosia, vola, è una componente molto importante ed una specificità della

PdV.

In effetti, l'uomo non è preparato *"strutturalmente"* per farlo, cioè non possiede l'attrezzatura adatta, né in termini di corredo genetico né di strumenti anatomici per volare.

Nonostante ciò, l'evoluzione nel tempo e lo stato attuale dell'utilizzazione del volo in diverse forme, come mezzo di trasporto (aerei di linea), come mezzo di difesa e di guerra (aerei ed elicotteri militari), come mezzo di divertimento ed ebbrezza (parapendio, paracadutismo), come mezzo di esplorazione dello spazio (navicelle spaziali), fa pensare come l'uomo abbia sempre pensato al volo con paura e, contemporaneamente, con forte attrazione e sfida, come d'altronde il mito di Icaro sta ad indicare.

Date queste premesse, si deve riconoscere che l'aereo è un buon contenitore nel quale far confluire vari tipi di ansie e paure, tanto da scatenare una reazione di evitamento.

Questo vuol dire che basta non prendere l'aereo e tutto sembra a posto.

# COSA FARE IN PRATICA?

Sorge a questo punto spontanea la domanda su cosa si possa fare per superare la PdV.

Di seguito vediamo alcune possibili alternative.

## LA SOLUZIONE FARMACOLOGICA

Non meraviglia che in una società come la nostra che tende a medicalizzare qualsiasi aspetto della vita al fine di aumentare i profitti della aziende farmaceutiche, anche la i primi rimedi che molti specialisti propongono siano di tipo farmacologico.

Ne parlo qui anche io come primi dato che li sconsiglio fortemente indirizzando il lettore verso le altre soluzioni, se non altro per gli effetti collaterali, a volte gravi, di certe sostanze.

Evidentemente i farmaci utilizzati nelle fobie (benzodiazepine, beta bloccanti, antiricaptatori delle serotonina) non rappresentano una soluzione alla PdV, anche per gli effetti collaterali
che questi farmaci hanno.

Da tenere inoltre presente la pericolosa sinergia che si può realizzare tra questi farmaci e l'uso anche blando di alcoolici.

Gli effetti dell'assunzione contemporanea di benzodiazepine ed alcool, possono comparire anche quando l'ingestione di bevande alcoliche avviene 12 ore dopo l'ultima somministrazione di benzodiazepine.

Se comunque optate per la via farmacologica, vi consigliamo caldamente di rivolgervi al vostro medico di fiducia o meglio ancora ad uno psichiatra, che potrà meglio valutare la risposta del farmaco in relazione al bisogno individuale.

Sarà infatti importante conoscere la reattività individuale al farmaco, per evitare che durante il volo si verifichino sgradevoli effetti collaterali o paradossi, come ad esempio un aumento dello stato di allarme che complica la gestione dell'ansia anziché aiutare il soggetto nel sedarla, oppure che l'effetto sedativo si manifesti, non durante il volo, ma successivamente, una volta sbarcati e quando non vi è più la necessità, lasciando spesso la persona in uno stato di ottundimento proprio quando dovrebbe essere al meglio.

## *L'ASSISTENZA MEDICA IN VOLO*

Il problema dell'assistenza medica durante il volo è oggi particolarmente sentito e le maggiori compagnie aeree stanno provvedendo a modernizzare le dotazioni mediche di bordo.

Ad esempio, tra non molto, troveremo sugli aerei apparecchiature di telemedicina per la diagnosi di disturbi cardiologici.

Pur restando discusso il problema di chi è autorizzato a intervenire con competenza nella particolare situazione di un viaggio in aereo, dal momento che neanche sui voli di lungo raggio è prevista la presenza di un medico, le dotazioni mediche di bordo prevedono, sempre a seconda della durata del viaggio, un kit di pronto soccorso che contiene anche degli ansiolitici, utilizzabile dal personale di volo, ed un doctor's kit, contenente un'ampia gamma di farmaci, che può usare solo il medico dopo l'autorizzazione del comandante.

Pertanto in caso di ansia acuta o intensa si può avvisare il personale di bordo che provvede, se necessario, a somministrare l'ansiolitico.

E' indubbio che in questo caso siano importanti la capacità e la sensibilità del personale di cabina.

# LA TERAPIA COMPORTAMENTALE

La terapia comportamentale nasce dalle teorie dell'apprendimento di Pavlov e Skinner.

Secondo queste teorie, determinati comportamenti ed emozioni come, appunto, la paura di volare, si originano da un apprendimento errato che rende impossibile al soggetto di distinguere tra stimoli realmente pericolosi e quelli innocui.

Il soggetto, infatti, produce una risposta condizionata di paura anche se si trova in presenza di stimoli che per le loro caratteristiche, dovrebbero essere considerati neutri od addirittura piacevoli e quindi da ricercare e non da evitare.

Di conseguenza la terapia si basa sull'idea di contrapporre un contro condizionamento al condizionamento che è alla base dello sviluppo della fobia.

Questo può avvenire, ac esempio esponendo il soggetto alle situazioni ansiogene, fino a che questa non passi.

Un tipo di trattamento è quello della

## Desensibilizzazione Sistematica.

Dopo aver indotto nella persona che presenta la fobia, nei nostro caso la paura di volare, un profondo stato di rilassamento attraverso le tecniche illustrate successivamente, le si fa immaginare una serie e scene progressivamente sempre più spaventose, ovviamente nel nostro caso attinenti al volo.

# IL BIOFEEDBACK. COSA È, A COSA SERVE

Il Biofeedback, che letteralmente significa retro informazione biologica, fa riferimento ad una particolare categoria di strumenti ed apparati elettronici che consentono, grazie ad appositi sensori collegati alla persona, di porre sotto il controllo volontario quelle funzioni corporee che normalmente si trovano al di fuori della consapevolezza e della volontà.

Grazie a queste apparecchiature, lo psicologo esperto in bio-feedback può guidare il soggetto affetto da PdV a modificare le proprie risposte cognitive, motorie e neurovegetative disfunzionali, permettendo l'instaurarsi di abitudini e reazioni più appropriate.

Il biofeedback è un'apparecchiatura elettronica che consente il controllo di reazioni involontarie mediante la rilevazione e la valutazione di opportuni indici fisiologici.

Tra queste reazioni involontarie si collocano ovviamente anche le emozioni e l'interesse per le procedure di biofeedback consiste soprattutto in questo rendere manifeste le emozioni.

Alcuni si chiederanno come possono alcuni parametri dello stato fisico e vegetativo (frequenza cardiaca, temperatura periferica, tensione muscolare, potenziale elettrico cutaneo) essere l'indice della nostra situazione emotiva e come è possibile che riuscendo a controllare tali parametri si riescano a modificare, a correggere e a migliorare le nostre risposte emotive.

Per comprendere qual è il rapporto tra un'emozione, ad esempio l'ansia, e le sue manifestazioni fisiche, è necessario conoscere la natura e l'origine dell'emozione.

L'assunto iniziale è che emozione comprende due aspetti: la risposta corporea che la caratterizza e la coscienza che ne abbiamo.

## EMOZIONI PRIMARIE
## E SECONDARIE

Le emozioni primarie, come per primo dimostrò Charles Darwin, sono innate e dipendono da risposte istintive.

Il fatto interessante è che le emozioni fondamentali, come la rabbia, la paura, la gioia ecc, si sono dimostrate essere, dopo ampi studi, universali, presenti cioè in tutte le popolazioni umane ed in tutte le culture.

Rilevante è il fatto che anche le espressioni facciali tipiche di queste emozioni sono universali. Così un aborigeno australiano sarà in grado immediatamente di dire di quale emozione si tratti, osservando semplicemente la foto di un italiano e viceversa.

Questo è reso possibile per il fatto che esistono precise zone del sistema nervoso centrale dove l'espressione e l'interpretazione di queste emozioni sono per così dire"*codificate*".

Le emozioni secondarie, invece, sono acquisite e dipendono dalle relazioni associative che si stabiliscono, in base alle esperienze vissute, tra determinate situazioni e particolari risposte emotive.

Da un punto di vista fisico, le emozioni primarie e secondarie hanno in comune le vie effettrici, dato che utilizzano gli stessi circuiti nervosi e si manifestano nello stesso modo a livello corporeo, pur avendo"*sede*"in distretti diversi del Sistema Nervoso Centrale.

Questo molto semplicemente significa che i correlati fisici risultanti, cioè l'espressione esteriore, sono simili.

Ciò che cambia, oltre alla connotazione cognitiva dell'emozione, sono i processi che le generano. La via comune è attivata dopo che determinati stimoli sono riconosciuti come associati a una particolare risposta emotiva sulla base di predisposizioni istintive (emozioni primarie) o dell'esperienza (emozioni secondarie).

La PdV, come è facile intuire, è un particolare tipo di

ansia e quindi una emozione secondaria in cui, come avviene con le altre emozioni, si riconosce la presenza di tre componenti:

**A- lo stimolo**

**B- la risposta**

**C- il processo interiore che, attivato dallo stimolo, porta al manifestarsi dell'ansia.**

Il fattore centrale nella genesi della PdV e quindi di un tipo particolare di ansia che si manifesta in un ben preciso e specifico contesto, è il processo interiore.

# LE TECNICHE DI RILASSAMENTO IN PRATICA

La soluzione migliore e più efficace per vincere la PdV è l'adozione di tecniche di rilassamento che ci consentano di avvicinarsi al momento del volo e di intraprenderlo con tranquillità.

Le due cose non sono per altro scisse tra loro.

L'ansia, infatti, tende a *"cumularsi"* con l'avvicinarsi del momento critico.

L'adozione di queste tecniche, almeno nel periodo antecedente al volo vero e proprio, intendendo per periodo antecedente sia i giorni precedenti sia le ore che comunque dobbiamo passare in aeroporto per il check-in, riuscirà a ridurre l'ansia anticipatoria in maniera consistente, permettendoci di sdrammatizzare l'evento.

Le tecniche di rilassamento sono molteplici ed ognuno potrà scegliere quelle che ritiene più adatte a se stesso.

Alcune sono di origine occidentale ed altre che si rifanno

alle tradizioni orientali come lo Yoga od il Qi-gong.

Sono tutte altrettanto valide, anche se ci limiteremo a descrivere esercizi provenienti prevalentemente dalle tecniche di origine occidentale, salvo una eccezione, per la loro maggiore applicabilità in una situazione particolare quale quella di un aereo, che non permette certo la pratica degli esercizi ad esempio dello Yoga.

Ho preferito ampliare le possibilità in modo che ognuno possa trovare quella più adatta a se stesso.

Ritengo comunque utilissima la conoscenza e la pratica costante anche delle tecniche orientali, proprio perché l'abitudine al rilassamento, comunque ottenuta, induce maggiore facilità nell'ottenimento del rilassamento stesso anche con metodiche diverse.

Qualsiasi sia la tecnica adottata e qualunque siano gli esercizi svolti, è assolutamente necessario ricordarsi che è importante la pratica degli esercizi nel periodo precedente al momento in cui sarà necessario utilizzarli.

Alcune di queste tecniche richiedono un certo periodo di addestramento per approfondire la capacità di indurre il rilassamento voluto.

Sarebbe quindi buona pratica che queste tecniche venissero eseguite con metodo e regolarità, indipendentemente dalla necessità di prendere l'aereo.

Saranno comunque utili a ridurre il nostro livello di

ansia e di stress anche nella vita di tutti i giorni.

Non dobbiamo pensare infatti che lo stress sia solo un modo di dire o una parola alla moda.

E' ampiamente documentato in campo scientifico come l'adozione costante di tecniche di rilassamento permetta di ridurre in maniera rilevante (e facilmente misurabile con una semplice analisi del sangue) il cortisolo, ormone prodotto dal nostro organismo in eccesso quando siamo sotto stress.

Se comunque la nostra pratica non fosse stata costante, è utile ricordarsi di *"rinfrescarla"* almeno una settimana prima di dover prendere l'aereo, a questo punto con frequenza quotidiana.

Qualsiasi sia la tecnica adottata, è assolutamente necessario ricordarsi che è importante la pratica degli esercizi nel periodo precedente al momento in cui sarà necessario utilizzarli.

Prima di passare ad illustrare le varie tecniche di rilassamento, indichiamo un paio di esercizi preparatori che sono di estrema utilità per prepararsi agli esercizi successivi.

# IMPARARE A RILASSARE IL CORPO, ACCOGLIENDOLO

(20-25 Minuti, 2 volte al giorno)

Si tratta di un importante esercizio che può essere considerato sia una introduzione alle tecniche di rilassamento vere e proprie, sia un potente esercizio a sè stante.

Proprio per questo sono state descritte alcune facili tecniche manuali, derivate dallo Shiatsu ma praticabili da parte di chiunque, che permettono di facilitare lo scioglimento di alcune tensioni emotive che, come sempre succede, si sostanziano in rigidità muscolari di alcuni tratti del corpo.

Prima di cominciare, leggete lentamente figurandovi come si svolge l'esercizio che vi proponiamo.

All' occorrenza, leggetelo due o tre volte a voce alta per imprimervelo bene in mente.

In nessun caso, mentre lo eseguite, dovete consultare il

testo a rischio di interrompere il vostro rilassamento.

Provate più volte le tecniche manuali che vengono indicate, per prendere confidenza con le tensioni muscoloemotive che si somatizzano in alcune parti del nostro corpo.

## RILASSARE IL CORPO

Se siete a casa stendetevi comodamente, oppure sedetevi nella poltrona, come quella dell'aereo, magari reclinandola leggermente all'indietro.

Se siete in fase di decollo e dovete tenere la poltrona non reclinata, l'esercizio può comunque essere eseguito.

Chiudete gli occhi per non essere più intralciati dagli stimoli visivi.

Certamente quelli uditivi, cioè i rumori provenienti dagli altri passeggeri, dalle hostess e comunque dall'aereo, continueranno ad arrivare.

Va bene così, accoglieteli senza respingerli come capita a volte di accogliere il rumore assordante di una mareggiata o il rumore del traffico.

Fatto questo, cominciate a valutare i punti d'appoggio del corpo: la testa sul cuscino o sul poggiatesta, al livello della nuca, le spalle, la schiena, le braccia sul letto o sui braccioli del sedile d'aereo, così come spalle, gomiti e mani.

Nella parte inferiore, il bacino è appoggiato sui glutei mentre le gambe, che si proseguono nei polpacci e nei piedi a loro volta sostenuti dai talloni.

Lasciatevi andare a seconda del vostro peso adattandovi al meglio alla conformazione del vostro sedile d'aereo, magari aiutandovi con un piccolo cuscino o una coperta che negli aerei non mancano mai, e valutate le modificazioni apportate da questa semplice posizione di rilassamento.

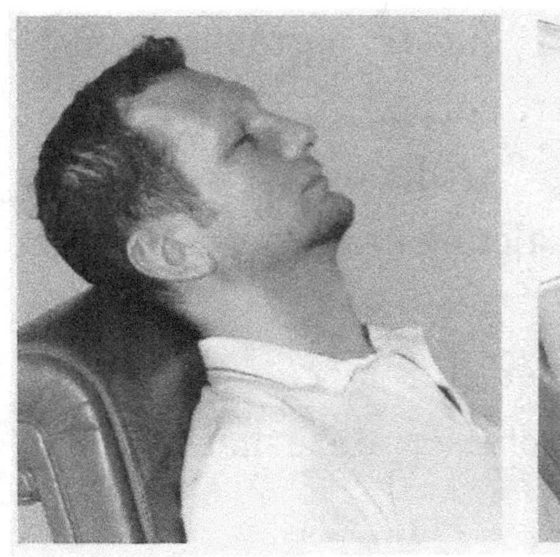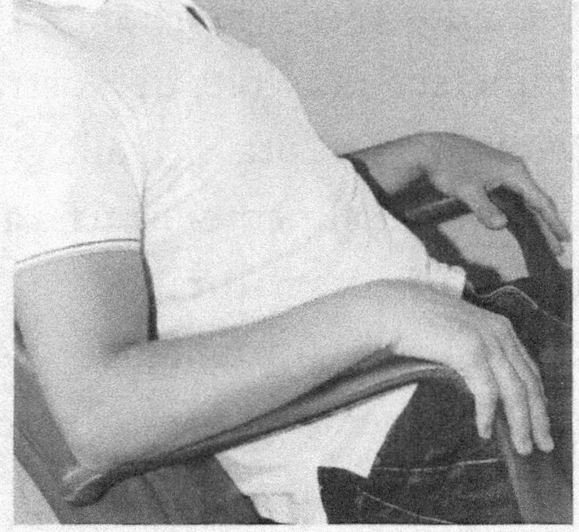

Prendete inoltre coscienza del contatto dei vestiti sul corpo.

Questa percezione vi consentirà di migliorare la concentrazione.

Scoprite con piacere questo contatto.

Inutile dire che è assolutamente indispensabile che i

vestiti siano larghi, comodi e che non stringano.

Decontraete del tutto il viso, che spesso assomiglia più ad una maschera generalmente tesa, la cui fronte crucciata potete allentare.

Sentite sparire le rughe e le pieghe, per sentire rilassarsi il cuoio capelluto e le tempie, nonché le sopracciglia e la radice del naso.

Se ci riuscite, provate a muovere lentamente, contraendo e decontraendo la cute della testa, ovvero la zona su cui si impiantano i capelli, ed anche gli orecchi.

Facendo così attenzione a questi particolari, siete immersi nell'ascolto del vostro corpo.

Veniamo ora alle palpebre. Sbattono impercettibilmente? Non ha alcuna importanza, lasciate correre, è cosa naturale.

Concentrate l'attenzione per un poco sulle gote, probabilmente con-tratte perché serrate le mascelle.

## *PRENDETENE COSCIENZA, RILASSATE LA BOCCA*

Toccate delicatamente con le dita, preferibilmente con il pollice, la mandibola, specialmente dove si articola con l'osso temporale.

E' rigida perché i muscoli masticatori sono contratti?

É possibile, dato che le situazioni ansiogene tendono a

far contrarre, in maniera inconscia questi muscoli.

Premendo con delicatezza ma con decisione questi muscoli, partendo approssimativamente dal lato dell'orecchio -conviene procedere contemporaneamente sui due lati- sempre premendo si scivola il pollice seguendo la mandibola fino al mento.

Si ripete la manovra fino a che i muscoli non cominciano ad allentarsi.

La bocca si socchiude? Perfettamente.

Abbandonate qualsiasi atteggiamento, qualsiasi maschera.

Valutate bene le modificazioni apportate da questa distensione della pelle, dei muscoli.

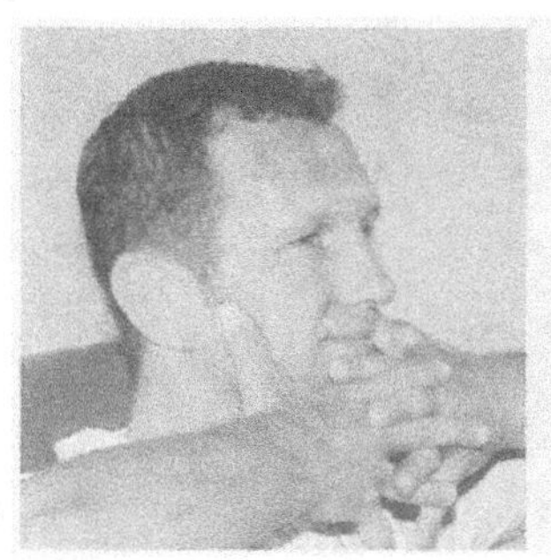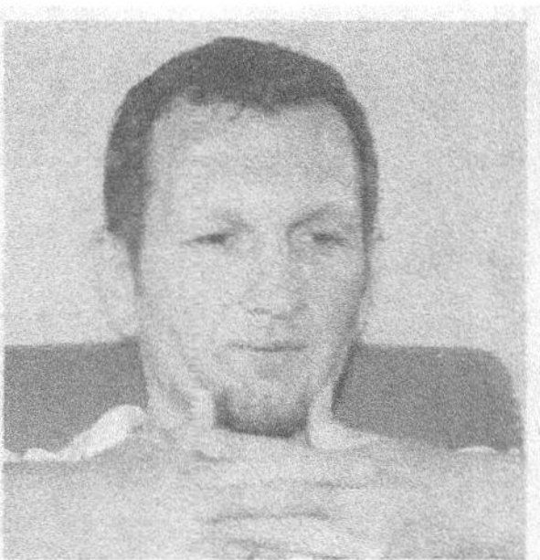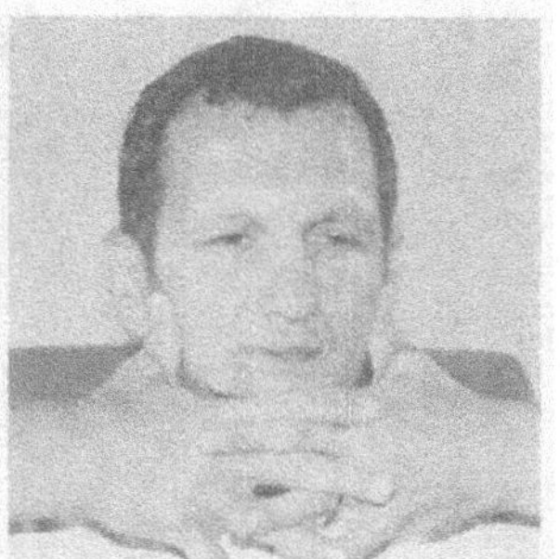

Dopo, lasciate che la testa si abbandoni sul cuscino o sul poggiatesta del sedile, calcolate la superficie della nuca che vi si appoggia.

Lasciate andare anche le spalle, altro punto di tensione, lasciatele cadere, rilassate la schiena.

Il collo, che si trova in mezzo, si rilassa.

Se non ci riuscite al primo colpo, premete lievemente con il dito indice e medio della mano del lato opposto la zona che si trova tra il collo e l'articolazione scapolo omerale.

Probabilmente troverete una zona in tensione, forse rigida e dolorante alla pressione.

Senza esagerare, premete con le due dita fino a sentire un poco di dolore, non troppo.

Restate fermi sul punto con quella pres-sione fino a che il dolore si attenua per poi scomparire.

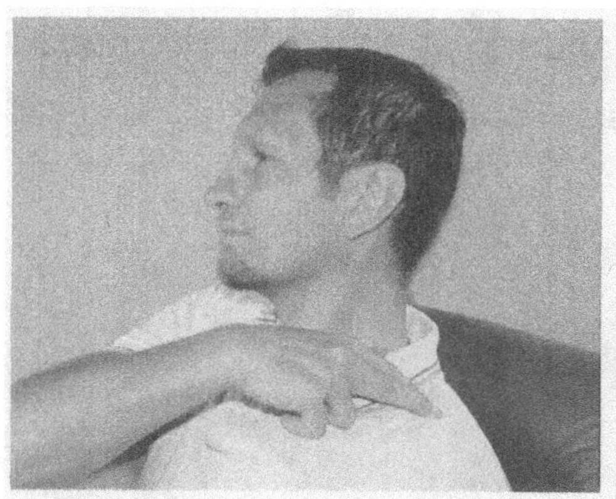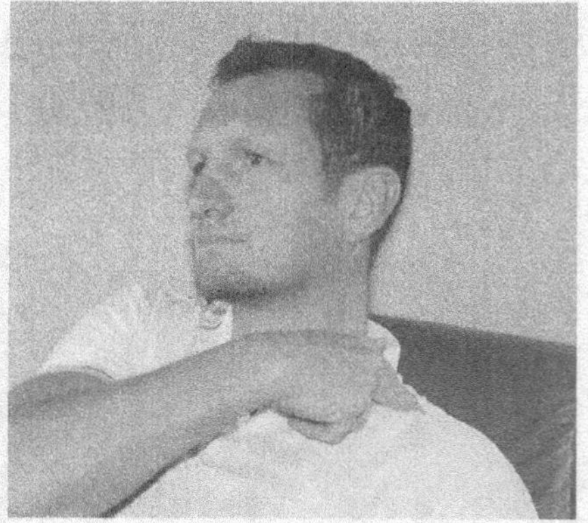

Se volete a quel punto potete ripetere la manovra, aumentando la pressione.

Alla fine vi accorgerete che il collo si è rilassato e decontratto.

Vi sembrerà addirittura che si sia allungato.

Valutate nel miglior modo possibile le risposte che

vi pervengono da questa parte del corpo. Imparate a conoscervi.

Il collo resta rigido e non riuscite a tenerlo rilassato sul poggiatesta della vostra poltrona d'aereo?

Scorrete le dita dietro la nuca, lateralmente all'orecchio.

Con una certa attenzione riuscirete ad individuare, sui due lati, delle piccole emergenze tondeggianti.

Anche queste vi appariranno più o meno doloranti alla pressione.

Con il pollice premetele lievemente fino a che il dolore non passa.

Rilassate quindi la schiena, immaginandola e sentendola.

Lasciatela andare come se potesse espandersi; rilassate le scapole, tutta la colonna vertebrale, anche la parte lombare, le reni, in genere arcuate, tese.

Lasciando andare la schiena, rilassate nello stesso tempo il torace, il petto, e potrete rendervi conto che pian piano il vostro respiro si libera dalle costrizioni muscolari.

Se il respiro resta affannoso, scorrete il pollice lungo la linea centrale del corpo a partire dalla gola, scorrendo sullo sterno, l'osso centrale della gabbia toracica.

Scorrendo con il dito vi accorgerete che l'osso ad un certo punto cambia inclinazione, formando un angolo lievemente in rilievo.

Provate a premere con delicatezza ed eventualmente sempre con maggior forza su questo angolo ed un poco sotto, circa tre dita, in un'altro punto che vi apparirà dolorante.

Mantenete una lieve pressione fin tanto che il dolore scompare.

Sembra che l'aria entri ed esca più facilmente, a poco a poco.

Se ora rilasciate i muscoli addominali, il ventre, e in particolare la fascia addominale, potete sentire una respirazione più completa, ovvero sia toracica che addominale.

Il ventre e il petto respirano allo stesso ritmo.

Se questo non fosse, formate una specie di cuneo con le dita della mano ed andate sul plesso solare, proprio sotto a dove finisce lo sterno.

Con questo cuneo formato dalle vostre dita, premete con una certa forza per mezzo minuto, quindi lasciate il tutto.

Il diaframma si muoverà più liberamente ed il respiro sarà più profondo.

Adesso puntate l'attenzione sulle braccia, localizzatele bene nello spazio, valutatene i punti d'appoggio e il contatto con gli indumenti.

Lasciate che braccia, gomiti, avambracci e mani cadano a

peso morto.

Cercate di determinare cos'è la pesantezza al livello delle braccia: è il segno dell'abbassamento del tono muscolare.

Le braccia hanno un certo peso: cercate di calcolarlo.

Questo abbassamento del tono muscolare comporta una decompressione dei muscoli sui vasi, consentendo così una migliore circolazione sanguigna che spesso si esprime con un riscaldamento gradevole o con lievi pruriti, particolarmente avvertiti sul dorso delle mani, oppure con pulsazioni sui polpastrelli, sotto le unghie.

Prestare attenzione, concentratevi sul corpo, vi permetterà di eliminare ogni pensiero.


*STATE ASCOLTANDO IL VOSTRO CORPO. HA IMPORTANZA SOLTANTO CIO CHE FATE, LA DISTENSIONE MUSCOLARE, E CIO CHE PERCEPITE*


Mentre le braccia seguitano cosi a rilassarsi, a rigenerarsi, rilassate anche it bacino: le natiche, il ventre e il bassoventre, i muscoli del perineo.

Sentite tensione in questa zona? E' il momento di fare un poco di esercizi the permettono di rilassare la parte bassa del bacino.

Contraete con forza i muscoli del pavimento pelvico e dopo 10 secondi rilasciateli.

Un attimo di riposo e ripetete I'esercizio per una decina di volte. Cosa vuol dire in pratica? Pensate a quale tipo di contrazione muscolare mettereste in atto se voleste bloccarvi quando fate pipì.

Si tratta di azionare, contraendoli, gli stes-si muscoli.

Proseguite distendendo le gambe sempre allo stesso modo, vale a dire fissando l'attenzione su di esse, cercando di vederle mentalmente e abbandonandole al loro peso, un po' come se le sconnetteste, appoggiando le cosce, le ginocchia e le gambe ai polpacci, i piedi ai talloni.

Cercate di valutare il peso, la pesantezza, l'attrazione terrestre e anche questo calore, dolce, progressivo, che in modo particolare si avverte all'altezza delle ginocchia.

# RILASSARE LO SPIRITO

Mentre il corpo si distende in questo modo, potete consentire che anche il vostro sistema nervoso e la vostra mente si stabilizzino.

Per far ciò, basta che vi lasciate calare in un livello di coscienza diverso, tra la veglia e il sonno. Figuratevi allora di assopirvi nel modo che ben conoscete.

Prendete perciò l'immagine dell'assopimento e lasciatevi calare, tranquillamente, in una zona che all'inizio può sembrare più oscura, a causa del convergere dei globi oculari verso il basso, come se guardaste all'interno del naso.

In modo particolare, potete valutare questa impressione di discesa ogni volta che espirate l'aria. Potete perfino servirvi di questa espirazione per accompagnare questa discesa, per gradi successivi, ogni volta un po' più profondamente, in una zona certamente più oscura, ma anche e soprattutto più calma.

A poco a poco i rumori esterni non vi recano più disturbo, al contrario possono servirvi da punto di riferimento, possono consentirvi di apprezzare la quiete che si instaura internamente rispetto ai rumori e all' agitazione che sono fuori.

Ogni volta che espirate l'aria, vi lasciate calare un po' più profonda mente, ai margini stessi del sonno.

A questo punto è giunto il momento di inserire un passo ulteriore di questo esercizio, ovvero visualizzare un colore, il vostro preferito e vederlo scorrere dentro di voi, in una specie di circuito.

Con l'aiuto del pensiero, nel momento in cui inspiriamo, immaginiamo un fascio di luce colorata (generalmente si scelgono colori rilassanti come il verde o l'azzurro) e la si vede scorrere verso il basso, a partire dalla bocca, fino alla zona posta sotto l'ombelico.

Da qui la luce colorata prosegue, risalendo poi lungo la schiena e, superata la testa giunge sino alla bocca dove viene emessa al momento dell'espirazione.

Entrate così in comunicazione più stretta, più intima con il corpo, che si trova lì, immobile. Accogliete tutte le percezioni nuove che ne emanano, apprezzate questa distensione, questo equilibrio che si stabilisce tra il corpo e la mente.

È l'armonia corpo-spirito.

Rimanete così per alcuni istanti, ascoltando voi stessi... Silenzio ...

Ogni volta che metterete in pratica questo metodo, in realtà assai semplice e naturale, non solo consentirete al corpo di riprendersi, ma ristabilirete anche tutto il vostro sistema nervoso e, soprattutto, metterete in moto le vostre capacità di controllo, di lucidità.

Aumenterete il vostro potenziale, la vostra personalità.

## E ADESSO RIPRENDETEVI

Terminato l'addestramento, o comunque l'esecuzione dell'esercizio,non rimettetevi subito in attività.

Soprattutto, non dimenticate mai di riprendervi per ristabilire il vostro tono di attività.

Perciò, cominciate sempre col respirare, una o due volte, lasciandovi risalire alla superficie.

Ricuperate, agitando leggermente, i piedi, le mani e il viso, che sono tre punti cardinali del corpo.

Poi tendete le gambe, basta anche il posto sotto il sedile, tendete in avanti la schiena, le braccia e non esitate a stirarvi, come se aveste trascorso una notte magnifica.

Non aprite gli occhi se non quando sarete sicuri di avere ricuperato totalmente il vostro tono e la vostra energia.

Per effettuare questo esercizio semplice e naturale, bastano dieci minuti, un breve lasso di tempo che troverete facilmente due volte al giorno o che, comunque, potrà sempre essere eseguito al momento del bisogno, anche come tecnica introduttiva agli esercizi spiegati successivamente.

## QUALI SONO I VANTAGGI DI QUESTO ESERCIZIO?

In primo luogo una conoscenza più precisa di voi stessi. Prende consistenza il*"conosci te stesso"*.

Poi, il rilassamento muscolare vi recherà uno stato di benessere fisico ineguagliabile.

Vi sentirete perfettamente a posto nella vostra pelle.

Il recupero di energie a seguito di questi minuti di rilassamento può essere paragonato a due ore e mezzo di sonno.

Infine questa distensione mentale, oltre a farvi scoprire una padronanza insospettata e a sviluppare il vostro potenziale, a poco a poco vi servirà da incentivo, nel senso che per tutta la giornata avrete progressivamente voglia di ritrovare questo stato di calma interiore, di serenità, di lucidità.

In questo modo, a poco a poco, arriverete a prendere coscienza delle tensioni corporee che durante la giornata si presenteranno immancabilmente, per poterle allentare rapidamente, facilmente, ovunque e in  qualunque momento, determinando così la disattivazione mentale e l'armonia psichica.

Questa è la premessa indispensabile per disattivare il meccanismo psicologico che porta alla PdV.

Per quanto poi riguarda gli esercizi successivi, più specifici e mirati, la pratica di questo esercizio preparatorio, oltre a ridurre progressivamente il vostro stato di ansia, vi faciliterà notevolmente il raggiungimento dello stato di rilassamento migliore per la pratica del Training Autogeno e del Rilassamento Progressivo secondo Jacobson.

# SAPETE VERAMENTE RILASSARVI? FATE LA PROVA DEL PUGNO

A questo punto potremmo aprire una parentesi per chi di voi avesse difficoltà a provare ciò che esattamente è la distensione, il rilassamento muscolare.

Alcuni, infatti, effettuando l'esercizio precedente, si saranno chiesti se sono stati davvero capaci di eseguirlo correttamente è di ottenere un vero rilassamento.

In questo caso vi consigliamo di eseguire un piccolo esercizio assai facile: chiudete gli occhi, tendete un braccio in avanti orizzontalmente, chiudete il pugno molto forte, sentite bene le tensioni nella mano, nel polso e nell'avambraccio.

Adesso tirate su il pugno chiuso e notate l'aumento di questa tensione nell'avambraccio.

Lasciate allora ricadere il braccio aprendo il pugno.

Notate le percezioni raccolte dopo la tensione.

Fate il confronto anche con l'altro braccio.

Lasciatevi andare del tutto. Ecco cosa è la distensione muscolare.

Grazie alla concentrazione, potrete valutare queste percezioni senza doverle amplificare mediante la tensione.

L'unica differenza sta nel punto da cui si parte: in questo caso partite da un tono muscolare iperteso e pertanto è facile percepire il suo abbassamento di tensione.

Nel metodo precedente, partivate da un tono di postura normale e  cercavate di farlo scendere verso il tono di base.

La differenza è minore, quindi più difficile da percepire.

Allenatevi, e pian piano, perfezionando la concentrazione, arriverete a percepire queste sottili modifiche.

Altro esercizio che può facilmente farci percepire la differenza tra rilassamento e rigidità e quello delle compressioni delle falangi dei piedi.

Stando in piedi, con i piedi divaricati e distanti tra loro approssimativamente quanto la larghezza delle spalle, tenendo le ginocchia leggermente flesse, mettete un piede sulla punta poggiando su un tappeto e comprimete delicatamente le dita verso il lato plantare.

All'inizio può essere leggermente doloroso, anche se con la pratica la rigidità del dorso del piede tenderà a diminuire.

Dopo alcuni secondi scalciate all'indietro e poggiate il piede sul pavimento.

Confrontate lo stato del piede che ha *"lavorato"* con l'altro e vi accorgerete della differenza.

Naturalmente si procede poi con l'altro piede.

# IL TRAINING AUTOGENO. CHE COS'È

Il Training Autogeno (T.A.) è una tecnica di rilassamento occidentale ideata dal medico H. Schultz tra gli anni '20 e '30 e da lui elaborata a partire dagli studi sull'ipnosi.

A differenza di quest' ultima, che necessita di direttive esterne, il TA rende la persona meno vincolata alla dipendenza dal terapeuta, per divenire lui stesso autore del proprio cambiamento e del proprio benessere.

Il termine Autogeno infatti, mette proprio in risalto come le modificazioni psichiche e somatiche vengono provocate autonomamente dal praticante, adattando il metodo alle proprie esigenze.

## A COSA SERVE

In generale la pratica del Training Autogeno influenza varie funzioni dipendenti dal Sistema Nervoso Vegetativo quali la respirazione, la circolazione del sangue ed il metabolismo.

Si tratta in effetti delle principali funzioni fisiologiche che vengono attivate dalla PdV.

Inoltre consente di mutare il tono dell'umore ed in particolare attenua gli stati emotivi e l'ansia, portando ad un sempre maggiore grado di distensione, benessere ed equilibrio psicosomatico.

Permette, infatti, di combattere lo stress, le tensioni muscolari e psichiche, la mancanza di energia, l'ansia e le sue somatizzazioni organiche:

tremori, insonnia, sudorazione, tachicardia, oppressione toracica, gastrite, colite, stipsi, asma bronchiale, tic nervosi.

## COME SI SVOLGE

Il principio su cui si fonda il training autogeno è la calma, stato che si raggiunge progressivamente e gradualmente attraverso una serie di esercizi standard che, modificando lo stato corporeo (agendo su muscoli, vasi sanguigni, cuore, respirazione, organi addominali e capo), provocano variazioni a livello psicologico.

Di seguito illustriamo alcuni esercizi che possono essere facilmente praticati sia in aereo che nelle ore precedenti al volo, ricordando che per ottimizzare i risultati è comunque importante praticare gli esercizi con una certa costanza e non limitarsi a metterli in atto al momento

del bisogno.

## *LE POSIZIONI DI BASE*

Gli esercizi di T.A. possono essere svolti in tutte le posizioni, anche se, di solito si scelgono posizioni di per se più rilassanti come quella seduta e quella sdraiata.

Noi qui illustreremo gli esercizi solo in posizione seduta, essendo praticamente l'unica che può essere adottata in aereo.

### La posizione seduta 1

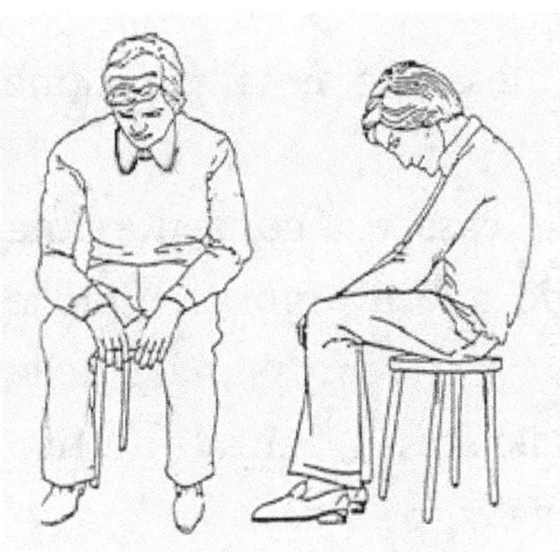

La posizione 1, detta anche la **posizione del cocchiere a cassetta**, è quella originaria adottata da H. Schultz.

Egli l'aveva copiata osservando i cocchieri delle carrozze viennesi riposarsi tra un cliente e l'altro.

Per assumerla è sufficiente un semplice sgabello.

Per raggiungere l'assestamento somatico necessario non bisogna flettere eccessivamente il tronco in avanti; ciò comporterebbe una compressione sull'addome e la necessità di appoggiarsi sulle braccia.

Le gambe debbono essere leggermente divaricate con un angolo di circa 75-80 gradi; gli avambracci, passivamente abbandonati sulle cosce, si appoggeranno ad esse più o meno fra il terzo prossimale ed il terzo medio della distanza tra il gomito e la punta delle dita distese.

Nella posizione del cocchiere l'atteggiamento della testa è determinato dalla struttura del soggetto e dalle sue abitudini posturali.

Nei brachitipi, cioè nelle persone più tarchiate, la testa può facilmente penzolare in avanti, mentre al contrario le persone a collo lungo tendono più facilmente a lasciar cadere la testa all'indietro.

La posizione della testa in flessione è la posizione generalmente assunta.

La posizione del cocchiere a cassetta consente una limitata superficie di appoggio agli avambracci, più o meno in corrispondenza della parte prossimale della porzione media dell'avambraccio stesso; per tale motivo le mani pendono liberamente nel vuoto.

Questa posizione non è adatta agli obesi, alle donne in gravidanza ed a chi soffre di disturbi alla respirazione ed alle vertebre cervicali.

A queste persone consigliamo direttamente la posizione seduta 2, anch'essa descritta da Shultz e comunque una valida alternativa all'altra, in un sedile d'aereo.

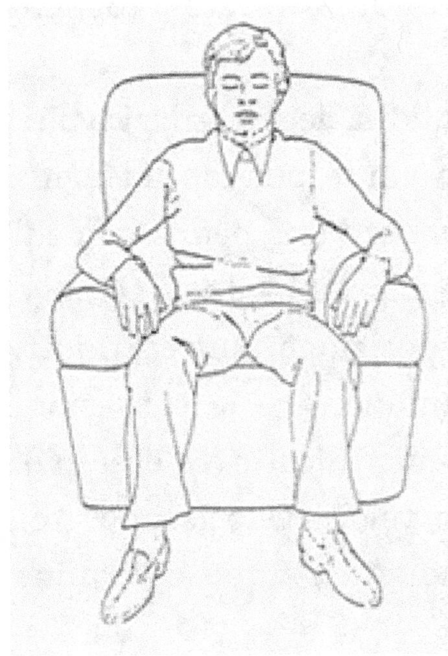

### Posizione seduta 2

Per attuarla bisogna, dice Schultz, che la schiena possa comodamente aderire allo schienale e le gambe non siano spinte in avanti.

I braccioli della poltrona debbono essere posti in modo che le braccia vi siano appoggiate passivamente e senza tensioni muscolari; l'avambraccio deve formare con il braccio un angolo ottuso dì circa 120-130 gradi, mentre le gambe non debbono essere incrociate, le mani non debbono toccarsi fra loro (come del resto non debbono toccarsi nella posizione del cocchiere).

Va notato che nella posizione seduta, Schultz scorge una analogia con quelle posture che nella tradizione indiana sono le più indicate per consentire una facile meditazione.

### PRIMA DI INIZIARE GLI ESERCIZI VERI E PROPRI

E'importante che l'abbigliamento sia comodo e non costrittivo, è beneallentare cinture, cravatte, togliere orologio, occhiali e scarpe.

E'utile, al fine di verificare la validità degli esercizi svolti, prendere l'abitudine di portare con sé, quando si viaggia in aereo, un piccolo blocco notes ed una penna con cui registrare sinteticamente oltre alla data, all'ora, al luogo in cui ci si trova ed alla propria posizione, (lato corridoio, lato finestrino), i pensieri dominanti e le sensazioni fisiche avvertite , cercando di quantificarle (ad esempio: battito cardiaco normale, lento, veloce, velocissimo, etc) Lo stesso tipo di registrazione andrà fatta al termine degli esercizi.

Oltre ad essere utile a voi, per verificare come la PdV si evolva nel corso del tempo e della pratica degli esercizi, questi appunti potrebbero essere utili anche all'eventuale psicologo che vi segue per ottenere le modifiche cognitivo-comportamentali necessarie ad ottenere risultati più duraturi.

## COME SI ESEGUONO GLI ESERCIZI

Dopo aver assunto la posizione seduta 1 o 2, chiudete gli occhi ed approfondite la respirazione che normalmente attuiamo.

Dopo un po' provate ad effettuare una respirazione in 4 tappe come dal seguente schema:

Inspirazione (profonda ma non eccessiva, ovvero che non metta troppo in tensione la gabbia toracica)

*Pausa*

Espirazione profonda ma attuata molto lentamente.

E' bene che l'espirazione duri leggermente di più dell'inspirazione e sia più completa possibile.

E'essenziale, almeno peri primi tempi, prendere l'abitudine di"*contare*" il respiro.

Questo significa nella pratica, ad esempio, inspirare contando lentamente da 1 a 6 (o più), quindi effettuare la prima pausa contando fino a 4.

Espirare contando fino ad 8 (o più) alla stessa velocità e poi effettuare la seconda pausa contando fino a 2.

Non vi preoccupate, dopo un poco di tempo questa modalità di respirazione vi diventerà automatica.

## ATTUARE UNA RESPIRAZIONE PROFONDA

Una corretta respirazione deve essere sia toracica che diaframmatica.

Cercheremo di spiegare cosa significano questi due termini, così che ognuno potrà verificare la correttezza di quanto sta facendo.

Quando inspiriamo, i nostri polmoni devono espandersi, facendo così che i singoli alveoli polmonari si espandano per accogliere più aria *"pulita"* cioè ricca di ossigeno, mentre quando espiriamo avviene il contrario e l'aria ricca di anidride carbonica viene emessa all'esterno.

Perché questo avvenga, è necessario che la gabbia toracica, grazie alla sua struttura, si espanda e si contragga alternativamente.

In realtà nella inspirazione la gabbia toracica, grazie all'azione dei muscoli intercostali, si dilata leggermente e si innalza.

Se la nostra respirazione, però, si limita a questo meccanismo, sarà sempre molto corta e superficiale e nel caso che il nostro fabbisogno di aria diventi maggiore, diverrà rapidamente veloce ed affannosa.

Perché la nostra respirazione sia profonda è importante che entri in azione un altro muscolo, il diaframma, muscolo che separa, con la sua forma a cupola, il torace dall'addome.

Spesso le persone ansiose non riescono ad utilizzare correttamente il diaframma e così la loro respirazione sarà sempre e solo toracica, finendo spesso a ritrovarsi in una situazione di respiro affannoso, che a sua volta può indurre nelle persone delle sensazioni di paura, avviando così un circolo vizioso in cui la paura rende il respiro affannoso ma la percezione del proprio respiro affannoso stimola l'aumento della paura.

Uno degli scopi della pratica degli esercizi di rilassamento che vengono illustrati in questo testo, è proprio quello di indurre una respirazione profonda, sia toracica che diaframmatica.

Possiamo provare la differenza tra queste due respirazioni sdraiandoci su una stuoia od un tappeto ed iniziando a respirare in maniera automatica, come facciamo di solito.

Poniamo ora una mano sull'addome, sotto l'ombelico.

Se la mano si solleva ritmicamente al gonfiarsi e sgonfiarsi della parte bassa dell'addome, questo è un segno che la nostra respirazione è abbastanza profonda ed efficace, quindi anche diaframmatica, diversamente la nostra respirazione sarà esclusivamente o prevalentemente toracica e quindi insufficiente.

Proveremo in questa posizione ad approfondire la nostra respirazione, fino a che non cominceremo a percepire il movimento della nostra mano.

Può esserci d'aiuto, al fine di migliorare e rendere più efficace la respirazione, premere l'addome schiacciando con delicatezza anche la gabbia toracica con l'altra mano.

Questo permetterà di rendere l'espirazione più profonda,

facendoci anche capire fino a che punto questo possa arrivare, e soprattutto rendendo più profonda anche l'inspirazione.

Durante la respirazione potrà capitare l'arrivo di pensieri di tutti i tipi.

Non vi affannate a scacciarli ma, anzi, lasciate che entrino.

Limitatevi semplicemente a concentrarvi sulla respirazione e sulla giusta durata delle 4 tappe,*"contando il respiro"*

Non vi affannate a scacciare i pensieri ad ogni costo, anzi lasciate che entrino nella vostra

testa. Limitatevi a concentrarvi sulle 4 tappe del respiro: inalazione; pausa; esalazione; pausa.

# IL TRAINING AUTOGENO



## ESERCIZIO DELLA PESANTEZZA

(Circa 10 min).

La sequenza prevede la progressiva, lenta analisi delle varie parti del corpo iniziando col braccio destro, per passare poi al braccio sinistro, alla gamba destra, alla gamba sinistra, addome, petto, spalle e schiena, ripetendo la formula:

*"Io sono calmo..., calmo..., perfettamente calmo... Il mio braccio destro è pesante..., pesante..., molto pesante... Io mi sento completamente rilassato..."*

Sì passa poi al braccio sinistro:

*"Io sono calmo..., calmo..., perfettamente calmo... Il mio braccio sinistro è pesante..., pesante..., molto pesante... Io mi sento completamente rilassato..."*

A questo punto si passa alla gamba destra:

*"Io sono calmo..., calmo..., perfettamente calmo... La mia gamba destra è pesante..., pesante..., molto pesante... Io mi sento completamente rilassato..."*

Ripetete la formula 5-6 volte.

Con la stessa formula si procede poi in sequenza sulle altre parti del corpo.

Mentre si ripetono le formule concentrarsi sull'arto che si sta rilassando, formandosene una immagine mentale e giungendo a visualizzarne i muscoli che progressivamente si rilasciano.

Soprattutto nelle sedute iniziali, indispensabili per raggiungere una buona capacità di induzione del rilassamento, è opportuno soffermarsi su ogni arto per 5-6 volte o più, in maniera continuativa prima di passare all'altro arto.

## *ESERCIZIO DEL CALORE*

(Circa 10 min.)

La sequenza è la stessa dell'esercizio precedente e quindi anche in questo caso è importante iniziare col braccio destro, per passare poi al braccio sinistro, alla gamba destra, alla gamba sinistra, addome, petto, spalle e schiena.

Anche la formula è la stessa, sostituendo a "**pesante**" la parola "**caldo**":

*"Io sono calmo..., calmo... perfettamente calmo... Il mio braccio destro è caldo..., caldo... molto caldo...e mi sento completamente rilassato..."*

Si passa poi al braccio sinistro:

*"Io sono calmo..., calmo..., perfettamente calmo... Il mio braccio sinistro è caldo..., caldo..., molto caldo... Io mi sento completamente rilassato..."*

Ripetete la formula 5-6 volte.

Specialmente all'inizio può essere necessario ripetere la formula anche qualche volta in più, non importa.

È necessario continuare fino a che non compare la sensazione di calore.

Con la stessa formula si procedé poi per le altre parti del corpo.

Mentre si ripetono le formule concentrarsi sull'arto che si sta scaldando visualizzandone i muscoli che progressivamente si rilasciano ed i capillari che vengono irrorati e dilatati dal flusso sanguigno.

Vedete il sangue rosso brillante che scorre a partire dalle arterie più grandi giù giù fino

a quelle più piccole, fino ai capillari.

Scorrendo così il sangue tende progressivamente a scaldarsi fino a raggiungere un piacevole livello di tepore che ci avvolge.

Soprattutto nelle sedute iniziali è opportuno che ci si soffermi su ogni arto per 5-6 volte in maniera continuativa prima di passare all'altro arto.

## ESERCIZIO DEL CUORE

(Circa 10 min.)

Concentratevi sul cuore, visualizzatelo al centro del torace, ripetendo la formula:

*"Io sono calmo..., calmo..., perfettamente calmo... Il mio cuore è forte e batte calmo... calmo e regolare... Io mi sento calmo e tranquillo..."*

Visualizzare il cuore che batte lentamente e calmo, di una calma possente e tranquilla.

Ripetere la formula 5-6 volte o comunque tutte le volte che è necessario per ottenere l'effetto voluto.

Secondo Schultz, in soggetti ben allenati, il ritmo cardiaco può essere volutamente accelerato

o rallentato con le opportune formule.

Questo è tanto più vero se si associano ai vari esercizi, ed a questo in particolare, gli esercizi di respirazione in 4 tappe come spiegato sopra.

Importante è rispettare i tempi della respirazione in 4 tappe dato che questo ritmo

respiratorio da solo, agendo sul Sistema Nervoso Autonomo, è in grado di rallentare il battito cardiaco.

In realtà questa tecnica era già ben nota, in tempi "prescientifici"ai praticanti dello Yoga.

## ESERCIZIO DEL RESPIRO

(Circa 10 min.)

Visualizzando il corpo, ed in particolare i polmoni, concentratevi sul respiro, ripetendo la formula:

*"Io sono calmo..., calmo... perfettamente calmo...Il mio respiro è calmo e regolare... Io mi sento calmo e tranquillo..."*

Fino a giungere a:

*"Il mio respiro diventa sempre più profondo... calmo..., regolare...Io mi sento calmo e tranquillo... Sono profondamente rilassato..."*

Iniziate vedendo l'aria che entra dalla bocca, scende giù lungo la gola fino ad arrivare ai due polmoni, destro e sinistro e poi, progressivamente, spostate la visualizzazione al centro del corpo, vedendo il torace e l'addome che si espandono, le spalle che si allargano spostandosi

verso l'alto, ed infine immaginando tutto il corpo come un grande polmone:

*"il mio corpo respira con me... Il respiro mi respira..."*

Ripetete la formula 5-6 volte.

Un aiuto può venire immaginandosi immerso nel mare sotto forma di spugna che si gonfia e si sgonfia al ritmo delle onde che si susseguono ampie e lente sopra e sotto il mare.

Immaginate che il respiro assuma il ritmo della spugna e che tutto il nostro corpo si contragga e decontragga seguendo questo ritmo.

In effetti il ritmo respiratorio, con il suo alternarsi di espansione contrazione, è il ritmo più evidente del corpo umano ed è facile seguirlo.

## ESERCIZIO DEL PLESSO SOLARE

(Circa 10 min.)

Concentratevi nella zona centrale tra lo sterno e l'ombelico e ripeterela formula:

*"Io sono calmo..., calmo... perfettamente calmo... Il mio plesso solare è caldo..., molto caldo... Il mio plesso solare è caldo e irradia calore...lo mi sento calmo e tranquillo... Sono profondamente rilassato..."*

Ripetete la formula 5-6 volte.

Immaginate un piccolo sole posto nell'addome che diffonde calore tutto intorno oppure il sangue che affluisce in quella zona apportandovi energia vitale e calore, calore che scioglie tutte le tensioni.

Potete porre una mano su questo punto, sentendo il vostro ritmo respiratorio e sentendo la vostra mano scaldata da questo sole.

## ESERCIZIO DELLA FRONTE

(Circa 10 min.)

Concentratevi sulla fronte, cercando in un primo tempo di percepire le tensioni che spesso si concentrano proprio sulla fronte, cercando di allentarle.

Iniziate a ripetere la formula:

*"Io sono calmo... calmo..., perfettamente calmo... La mia fronte è fresca... piacevolmente fresca..... Io mi sento calmo e tranquillo... Io mi sento completamente rilassato..."*

Ripetere la formula 5-6 volte.

Un'immagine efficace può essere quella di vedervi sdraiati su un prato o su una spiaggia, col sole che riscalda il corpo mentre una piacevole brezza sfiora la fronte.

## ESERCIZI DI RIPRESA

(Circa 5-6 min.)

AI termine di ogni seduta di T.A., eseguite dei piccoli movimenti detti esercizi di ripresa. Consistono in movimenti di flessione ed estensione dei piedi e delle mani fino al coinvolgimento delle braccia e delle gambe, prima piccoli e via via sempre più energici.

Quindi respirate profondamente e aprire gli occhi.

## LE FORMULE E I PROPONIMENTI

Insieme alle formule "standard" si possono inserire delle formule personali tendenti a risolvere eventuali situazioni perturbatrici ricorrenti, che risalgono di continuo dal profondo e che spesso si originano da un complesso ansioso come la paura del buio, di alcuni animali, di parlare in pubblico, di affrontare una certa situazione.

Nel nostro caso, ovviamente , ci occuperemo della PdV.

Dopo aver visualizzato la situazione perturbatrice, inserire una breve formula che tende a riportarla emotivamente nella normalità.

Potremo ad esempio pensare:quando sono dentro ad un aereo mi sento calmo e rilassato.

O ancora: quando faccio un viaggio aereo sono calmo e contento di volare.

# IL RILASSAMENTO PROGRESSIVO SECONDO JACOBSON

Partendo dal presupposto che le emozioni scaturiscono dal pensiero e, di conseguenza, anche se in maniera assolutamente inconscia, vengono attivati alcuni muscoli che dipendono dall'emozione stessa, Emund Jacobson elaborò intorno agli anni '30 un metodo molto semplice ed efficace che, agendo sui muscoli, ossia partendo dall'effetto sul corpo delle emozioni, mirava a riportare la mente in uno stato di calma.

Questa tecnica di rilassamento è utile ad abbassare la tensione favorendo il sonno ed il rilassamento psichico e fisico generale.

L'obiettivo è di riprendere contatto con il corpo e approfondire la conoscenza.

Questo si ottiene in maniera analitica agendo sui vari segmenti e regioni con alternanza di tensione e rilassamento muscolare.

Tendere al massimo un muscolo e immediatamente

rilassarlo rende coscienti delle tensioni di cui normalmente non si è coscienti.

Secondo E. Jacobson la eventuale tensione delle varie regioni del corpo è collegata a diversi stati d'animo:

-la **testa** al timore di non controllare le situazioni e incapacità a prendere decisioni;

-il **petto** alla paura di esprimere emozioni affettive, amore;

-il **bacino** al timore di esprimere la propria sessualità;

-gli **arti inferiori** alla paura della staticità, dell'attesa, del silenzio.

Gli esercizi vengono eseguiti nelle stesse posizioni del Training Autogeno dopo aver effettuato alcune respirazioni profonde.

Noi prenderemo qui in considerazione solo le due posizioni sedute perché più adatte all'aereo ed indicate per chi avverte la necessità di un pronto impiego del metodo in particolari ambienti e situazioni:

Premete a terra col piede sinistro per 3-4 secondi; rilasciate i muscoli e cercate di percepire la differenza tra tensione iniziale e rilassamento conseguente; ripetete per 2-3 volte; fare la stessa cosa col piede destro.

Poi passate alle braccia, poggiate sui braccioli della poltrona, su un tavolo o sulle cosce: premete con la mano sinistra verso il basso sempre per 3-4 secondi;

rilasciatela e cercate di percepire, ancora una volta, la differenza tra tensione e rilassamento; ripetete per 2-3 volte; proseguite nello stesso modo con la mano destra.

La durata totale di una seduta si aggira intorno ai 15-20 minuti.

In realtà la sessione può essere ripetuta ad intervalli moltissime volte, ottenendo un progressivo miglioramento ed approfondimento del rilassamento.

E' essenziale che le tensioni che vengono attuate siano progressivamente maggiori.

## ESERCIZI DI RILASSAMENTO SUCCESSIVI

Imparare a vedersi vivere felici 15-20 minuti

Si tratta di stimolare le facoltà di immaginazione.

Per questa ragione basta che ritroviate, grazie al rilassamento muscolare a precedentemente spiegato e praticato, quel livello di coscienza tra veglia e sonno.

Una volta raggiunto tale livello, vi basterà immaginare una situazione futura, cioè un avvenimento che si produrrà in un futuro relativamente prossimo, entro due mesi al massimo, ma potrebbe trattarsi di un mese, di una settimana o perfino di un giorno.

La situazione che vi accingete a immaginare deve essere reale, non si tratta di sognare cose inattuabili bensì di un evento che state per vivere.

Scegliete soprattutto qualcosa di molto piacevole: potrebbe essere il prossimo week-end con i vostri cari, una avvenimento gioioso, oppure le prossime vacanze, ecc.

Collocate questa situazione in una cornice che vi piace in modo parti colare: la campagna, il mare, la montagna, o più semplicemente il vostro appartamento.

Cercate di metterci e di vederci più particolari che potete, gli oggetti, la natura, l'atmosfera, i colori.

Scegliete l'ora del giorno che preferite e mettetevici, soli o accompagnati, dalle persone che amate.

Cercate quindi di vedere voi stessi, perfettamente a posto, tanto sul piano fisico che su quello psicologico e morale.

Guardatevi mentre vi muovete nella cornice prescelta, cercando di vedere il terreno su cui camminate, gli oggetti, i colori, le persone che vi attorniano. In una parola, curate i particolari della scena.

Sentite i profumi, udite i suoni.

Apprezzate lo stato ed il benessere e l'armonia che regna tra voi stessi e tutto ciò che vi circonda.

Dopo aver meditato un momento su quest'ultima situazione, accantonate l'immagine e ritornate qui e ora.

Lasciatevi calare più profondamente proprio ai margini

del sonno e potrete apprezzare la massima distensione del corpo, del quale siete in grado di sentire ancor meglio la rigenerazione, lo stato di

benessere.

Voi provate in pieno la vostra calma, la vostra pace interiore.

## RIPRENDERSI

Quando avete terminato il vostro esercizio, che dura una ventina di minuti, riprendete il vostro tono di attività, il vostro dinamismo, cominciando con una o due ampie respirazioni, lasciandovi risalire alla superficie, muovendo poi i piedi, le mani, il viso, tendendo infine tutto il corpo e stiracchiandovi.

Non aprite gli occhi se non quando avete la certezza di aver recuperato del tutto il vostro tono di attività.

Questo metodo, semplice e divertente, ha il potere di far vedere l'avvenire, anche l'avvenire più immediato e contingente, in modo positivo.

Rilancia la vostra motivazione.

Quante volte, in effetti, siamo condizionati dall'aspetto negativo del passato?

Dai dubbi, dalle paure?

Quante volte non abbiamo pensato:

*"Perché darsi da fare, tanto non riuscirò mai a smettere di*

*avere paura?"*

Grazie all'immagine positiva che create, potete anche sostituire un'immagine negativa che vi assilla, come la PdV, con una positiva come quella di godersi un viaggio e una vacanza.

Quindi basta che non vi lasciate assalire dall'ansia, che vi concentriate sul corpo, che vi rilassiate; parallelamente, abbassate il livello di vigilanza verso il sonno e utilizzate questa possibilità di ricchezza d'immaginazione per creare il positivo.

Lasciatevi tentare dalla potenzialità della vostra mente, resterete stupiti dalla grande forza delle visualizzazioni.

## IMPARARE A CAMBIARE UNA SENSAZIONE CON UN'ALTRA

(15-20 minuti.)

Tutti possediamo una facoltà abbastanza straordinaria, e purtroppo poco utilizzata, che consiste nel cambiare una sensazione con un'altra.

Potete facilmente sperimentarla, grazie al vostro addestramento.

Rilassatevi, come di solito fate, nella posizione seduta, lasciando andare completamente i muscoli del corpo, mentre percepite, con più particolari che potete, tutte le sensazioni che ne provengono.

Poi distendetevi mentalmente, lasciandovi calare al ritmo della vostra respirazione a quel livello di coscienza che sta tra veglia e sonno.

Concentratevi allora su una percezione particolare, facile da provare, come il calore al livello di una delle mani, calore che potrete indurre con l'apposito esercizio prima spiegato di Training Autogeno.

Una volta che la percezione del calore alle mani sia netta, valutate bene questo calore, dolce, gradevole, e immaginatelo allora mentre si trasforma in una freschezza altrettanto gradevole.

Per esempio, immaginate che una lieve brezza vi sfiori la mano che si rinfresca a poco a poco, che una corrente d'aria fresca vi accarezzi la mano e concentratevi su quel raffreddamento progressivo della vostra mano, messa a confronto con l'altra che si è mantenuta più calda.

In capo a tre o quattro minuti, la vostra mano è piacevolmente fresca.

Allora lasciate tornare a poco a poco la temperatura iniziale.

Valutate la massima distensione fisica e mentale, consentita da questa attenzione che viene portata sull'esercizio e riprendete progressivamente tutto il tono muscolare, tutto il dinamismo.

# IMPARARE A USARE BENE I 5 SENSI

(Senza limiti di tempo)

Dopo un rilassamento totale, fisico e mentale, nella posizione seduta, cercate di contemplarvi *"dall'esterno"* con sempre maggiore facilità, dato che la vostra coscienza illimitata ha ritrovato tutto il suo potenziale.

Per aiutarvi a precisare di più tale visione del vostro corpo, potete fare un esercizio semplice che consiste nell'inspirare profondamente l'aria alzando le braccia e le mani sopra la testa, come se vi stiraste; trattenete per alcuni istanti quest'aria inspirata, mentre contemplate la postura del corpo, le braccia stese sui braccioli, poi espirate molto lentamente.

Dopo questo esercizio molto semplice, rilassatevi profondamente e meditate su quanto avete visto e sentito, vale a dire sulle percezioni dovute all'esercizio stesso, d'ordine corporeo, nonché sulla precisione delle vostre capacità di contemplarvi, capacità che a poco a poco il vostro addestramento vi permetterà di affinare e di migliorare.

Potete ricominciare lo stesso esercizio una o due volte, cercando di precisare ancora di più la visione di voi stessi, il vostro atteggiamento, i vostri indumenti, ma anche la vostra coscienza interiore.

Accogliete, in maniera sempre più elaborata, tutti i messaggi inviati dal corpo, perfezionando il concetto che avete del vostro schema corporeo.

Dopo esservi riposati rilassandovi fisicamente e mentalmente, dopo aver contemplato per l'ultima volta il vostro corpo, migliorate ulteriormente la vostra distensione, percependo i messaggi mandati dalle vostre gambe — a seguito della posizione in piedi — di riposo piacevole, di calore, di circolazione sanguigna liberata, come pure di quella rigenerazione di tutto il corpo, di cui a poco a poco sviluppate tutte le possibilità, tutte le capacità.

Valutate così la pesantezza, l'attrazione terrestre, al livello dei vostri punti d'appoggio.

Adesso contemplate questo corpo, seduto, immobile, in equilibrio, a riposo, grazie alla vostra coscienza illimitata, che ora è in grado di osservare il vostro corpo, seduto dove vi trovate.

Adesso potrete migliorare quelle meravigliose porte di accesso delle informazioni provenienti dall'esterno, che sono i vostri sensi.

Senza questi apparecchi riceventi, quali l'odorato, il gusto, la vista, l'udito e il tatto, non esistereste affatto.

Imparate dunque a conoscerli, dato che vi consentono di comunicare con l'esterno, con il vostro ambiente, e migliorerete così le vostre possibilità di reazione.

## L'ODORATO

Cominciate con l'odorato. La vostra coscienza esteriorizzata si concentra in particolare sul naso, poi penetra insieme all'aria all'interno delle narici.

Osservate la differenza di temperatura di quest'aria, che all'inizio, appena entra nelle narici, avvertite fresca, e che poi, man mano che vi penetra nel naso, si riscalda progressivamente. Fiutate gli odori trasportati da quest'aria, cercate di distinguerli.

Se vi è possibile, nel caso stiate esercitandovi all'aperto, apprezzate i profumi della natura; diversamente percepite gli odori del luogo in cui vi trovate.

Voi respirate e considerate per qualche attimo quest'aria portatrice di odori, che i vostri recettori nasali captano e che vengono trasformati analizzati dal cervello.

Ora lasciatevi calare un po' più profondamente, tra veglia e sonno, tutti impregnati di questi odori.

Valutate, ogni volta di più, il vostro stato di benessere fisico e mentale.

## IL GUSTO

Concentratevi poi sulla bocca, in quanto la vostra coscienza può spostarsi all'interno di essa. Contemplate il palato, l'interno delle guance, le arcate dentarie, gli stessi denti, la lingua, portatrice delle papille gustative, la saliva.

Meditate alcuni istanti sul gusto.

Potete prendere un po' d'acqua che avrete messo vicino a voi, e assaporatela.

L'acqua fresca è la vita. Voi assaporate la vita. Voi siete la vita.

Riposatevi di nuovo immergendovi ancora un po' più profondamente tra veglia e sonno.

Misurate ancora il vostro senso di benessere.

## ENTRARE IN SIMBIOSI
## CON L'AMBIENTE

Seduti comodamente sul vostro sedile, con la schiena appoggiata alla spalliera, realizzate il vostro rilassamento totale, fisico e mentale.

Lasciatevi andare completamente fino ai margini del sonno.

Se avete praticato, come consigliato, un addestramento quotidiano, adesso vi ci vogliono soltanto pochi minuti per giungere a questo punto.

Poi contemplatevi nel luogo in cui vi trovate.

Ascoltate i suoni che sentite ed apprezzate gli odori captati dal vostro odorato.

Toccate con le dita il tessuto dei vostri indumenti; assaporate la vostra saliva.

Apprezzate bene queste facoltà di comunicazione, di comunione con il vostro ambiente.

Meditateci per alcuni istanti, in silenzio.

Adesso sedetevi in posizione anatomica, con la schiena staccata dalla sedia, perfettamente diritti.

Chiudete un pugno su quel punto addominale in basso, tra ombelico e pube, concentratevi sulla vostra respirazione sincronica con la pressione delle vostre mani.

Lasciate da parte la realtà che vi circonda.

Apprezzate il silenzio completo che è in voi, l'aumento della vostra energia vitale.

## SCIVOLATE NELL'IMMAGINARIO

Immaginatevi adesso una cascata, cercate di vederla, nella sua caduta e nei suoi colori, nella sua cornice di rocce o di verde, ascoltate il suono dell'acqua che cade sui massi, il ribollire dell'acqua, percepite la freschezza che ne emana, il profumo di umidità che se ne diffonde.

Cercate di vedervi, di vedere voi stessi vicino a questa cascata, perfettamente a posto, fisicamente e mentalmente, apprezzate le goccioline d'acqua che vi irrorano il viso, bagnatevi le mani in quest'acqua fresca, assaporatela portandovela alle labbra, alla bocca.

A che cosa vi fa pensare questa situazione immaginaria?

Che state facendo là? Che sentimento vi anima?

La vostra intuizione vi suggerisce qualcosa? Meditate sulle risposte che vi sorgono spontanee: esse emanano dal fondo di voi stessi.

## *SCOPRITE IL VOSTRO LIMITE E LA VOSTRA UNIVERSALITÀ*

Mettetevi di nuovo comodamente seduti.

Lasciatevi scendere fino ai margini del sonno.

Apprezzate questo approfondimento della vostra totale distensione.

Ascoltate i suoni che vi circondano, toccate di nuovo ciò che vi circonda, guardate tutto questo; tenendo gli occhi chiusi, assaporate la realtà.

Il corpo è là, seduto, immobile, reale, limitato:

la coscienza, dal canto suo, è illimitata, universale.

Meditate su questa differenza tra il reale e l'immaginario,

sul paradosso del vostro limite e

della vostra universalità.

Approfondite il livello di vigilanza in questa luce superiore, in questa ludicità, in questa fertilità di immaginazione attiva e creativa.

Apprezzate la realtà che vi circonda, contemplate il vostro corpo che conoscerete così sempre meglio.

## CONTROLLATE L'ENERGIA VITALE

Concentrate l'attenzione sulla respirazione basso addominale sincronica.

Sentite tutta questa energia vitale mobilitata, che è a vostra disposizione.

Ora scegliete un colore, cercate di materializzarlo ogni volta che potrete farlo durante la situazione immaginaria che visualizzerete.

Immaginate di compiere una passeggiata in un bosco.

Cercate dì vedervi su questo sentiero, di vedere il bosco, il sole, come desiderate che siano, nonché il vostro colore materializzato sulle fronde degli alberi o nella natura che vi circonda.

Apprezzate lo stato di benessere in cui siete.

Ponetevi la domanda: *"Che cosa faccio qui?"*

Lasciate che le risposte vengano spontaneamente.

Meditate mentre vi contemplate su questa passeggiata, ma verso dove ...?

Questo tipo di domanda porta sempre con sé risposte

di origine profonda, cosa che vi permette di conoscervi meglio.

Lasciate che vengano. Meditateci nella pienezza del vostro silenzio.

Poi sedetevi di nuovo comodamente, riposatevi tornando alla realtà, integrandovi di nuovo nel vostro ambiente, di cui apprezzate sempre dì più la comunicazione.

Voi siete là, perfettamente a posto, immobili in un mondo che si muove intorno a voi, un mondo che voi analizzate, che voi controllate.

Voi siete questo mondo, voi siete la natura.

## E ADESSO RIPRENDETEVI

Finalmente riprendete a poco a poco il vostro dinamismo di attività, realizzando tale ripresa in base al vostro ritmo e in modo completo.

Quando aprite gli occhi, vi consigliamo di annotare su un foglio di carta quanto è accaduto, ciò che avete visto e vissuto, le risposte che si sono presentate.

Avrete così l'occasione di rileggerle e di confrontarle con quelle che verranno con il trascorrere dei giorni, a seconda del vostro addestramento.

Gli esercizi fino a qui indicati hanno il pregio di essere piuttosto semplici ed efficaci, soprattutto se, come abbiamo raccomandato, vengono eseguiti ripetutamente a partire almeno da una settimana o meglio quindici giorni prima della partenza del vostro aereo.

In questo modo nel momento del bisogno avrete ottenuto un duplice risultato: da una parte avrete iniziato a ridurre la vostra ansia per l'avvicinarsi della partenza (non dobbiamo mai dimenticare che l'aerofobia è comunque un disturbo ansioso) vivendo così in maniera più tranquilla e serena tutto il periodo della preparazione, d'altra parte avrete acquisito un *"metodo"*, ormai assodato, per ridurre fino a farla scomparire, la vostra paura.

## CONCLUSIONE

Se avete letto il libro fino a qui ed avete iniziato a praticare le varie tecniche illustrate siete ormai sulla rotta giusta.

Avete cominciato a costruire gli strumenti che vi permetteranno di poter volare in tranquillità.

Ma, allo stesso tempo, avrete aumentato la conoscenza di voi stessi ed ampliato la vostra consapevolezza che vi saranno utili nella vita di tutti i giorni, favorendo la vostra serenità.

# Buon volo!

# RIFERIMENTI BIBLIOGRAFICI

Oltre agli esercizi illustrati in questo libro ritengo possano essere estremamente utili le tecniche di Meditazione legate alla Mindfulness e ad altre scuole e tradizioni. Riporto di seguito alcuni miei libri che trattano in dettaglio questi argomenti.

**1) MEDITAZIONE E MINDFULNESS. COSA È, A COSA SERVE, COME SI PRATICA : COME CURARSI MEDITANDO** [5]

**2) EFFETTI DELLA MEDITAZIONE MINDFUL SULLA SALUTE : COME CURARSI MEDITANDO Vol.2** [6]

**3) MEDITAZIONE MINDFUL. TUTTE LE TECNICHE :** Qigong Vipassana Metta Mantra Trascendentale Spirituale Kundalini Zazen Silenziosa Yoga Pranayama Mindfulness Vol.3 [7]

# CHI SONO IO

Sono un Nutrizionista ed uno Psicologo.

Ho lavorato per oltre 30 anni in vari ambulatori della Toscana nel settore nutrizione, anche con persone con Disturbi del Comportamento Alimentare.

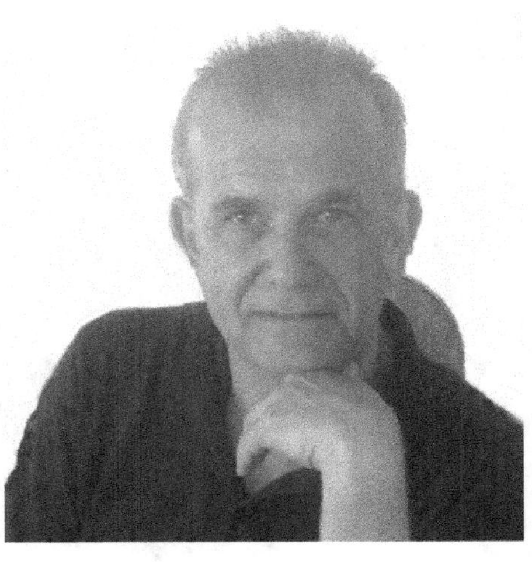

Sono stato professore a contratto presso la Facoltà di Medicina dell'Università di Pisa d in altre.

Continuo ad effettuare consulenze online tramite il mio sito:

www.dietazonaonline.com

Per saperne più su di me puoi andare al mio curriculum https://dietazonaonline.com/curriculum-vitae-dott-buracchi

Se vuoi mi puoi scrivere a g.buracchi@gmail.com

# Se ti interessano altri miei libri di alimentazione, salute naturale, psicologia e romanzi mi trovi su Amazon

https://www.amazon.it/s?k=gabriele+buracchi

## ALTRI MIEI LIBRI

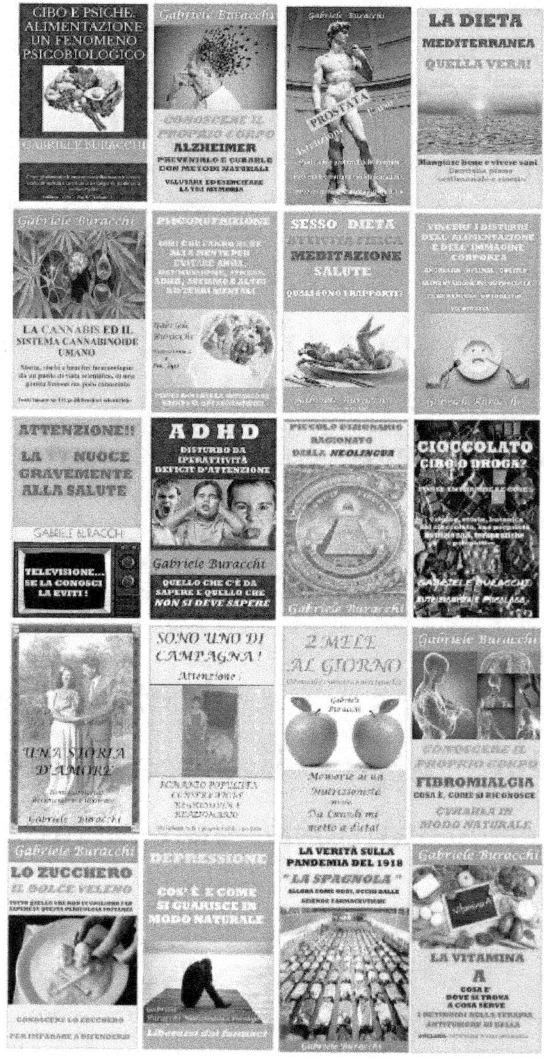

# BIBLIOGRAFIA

---

[1] Gli attacchi di panico, detti anche crisi di panico, sono episodi di improvvisa ed intensa paura o di una rapida escalation dell'ansia normalmente presente.
Sono accompagnati da sintomi somatici e cognitivi. Ad esempio palpitazioni, sudorazione improvvisa, tremore, sensazione di soffocamento, dolore al petto, nausea, vertigini, paura di morire o di impazzire, brividi o vampate di calore.
Chi ha provato gli attacchi di panico li descrive come un'esperienza terribile, spesso improvvisa ed inaspettata, almeno la prima volta. E' ovvio che la paura di un nuovo attacco diventa immediatamente forte e dominante.

[2] https://www.amazon.it/dp/B0CNS4MJFY

[3] https://link.springer.com/article/10.1007/s12646-011-0136-4

[4] https://openurl.ebsco.com/EPDB%3Agcd%3A16%3A8004352/detailv2?sid=ebsco%3Aplink%3Ascholar&id=ebsco%3Agcd%3A160597886&crl=c

[5] https://www.amazon.it/dp/B0BW7KWM5K

[6] https://www.amazon.it/dp/B0BWJPS371

[7] https://www.amazon.it/dp/B0BWTYJ3F1

www.ingramcontent.com/pod-product-compliance
Lightning Source LLC
Chambersburg PA
CBHW050816250726
48653CB00006B/2252